Markus Treichler
Der überforderte Mensch

Markus Treichler

Der
überforderte Mensch

chronisch müde
erschöpft   ausgebrannt

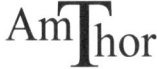

Umschlagillustration:

Amedeo Modigliani, Sitzender weiblicher Akt (Ausschnitt)

ISBN 3-934104-06-1

1.Auflage 2001
©Amthor Verlag, 2001

Druck und Verarbeitung:
Grafik + Druck, München

Inhalt

»Opfere dich niemals auf, sondern bewahre stets deinen Traum«

Amedeo Modigliani

*„Das Ziel der Kunst, das Ziel eines Lebens
kann nur darin bestehen, die Summe von
Freiheit und Verantwortung, die in jedem
Menschen und in der Welt liegt, zu ver-
größern."*

Albert Camus

„Die Gegenwart ist schwanger von der Zukunft"[*]

Dem Menschen wird heute immer weniger in die
Wiege gelegt. Frei und unabhängig von Traditionen,
Überlieferungen und erkennbaren Zwängen und losge-
löst von familiären und gesellschaftlichen, von religiösen, kulturellen, sozialen und weltanschaulichen
Bindungen und Erwartungen, soll und kann er sich im
Laufe seines Lebens nach eigenem Gutdünken entscheiden. Ausbildung und Beruf, Karriere und Partner, Religion und Kinderwunsch, Wohnort und Ur-
laubsziele, Freizeitgestaltung und Krankenversiche-
rung sind nicht mehr vorbestimmt. In nahezu allen
Lebensbereichen ist der Mensch heute herausgefordert
zur Selbstbestimmung und Selbstgestaltung. Kein
Wunder also, daß ein Begriff wie *Selbstverwirklichung* in vieler Munde ist und oft als Alternative er-

---

[*] J.G. Herder

lebt wird zu traditionellen Werten und übernommenen gesellschaftlichen Rollendefinitionen.

Doch was ist mit Selbstverwirklichung gemeint? Ist es die Verwirklichung egoistischer Ziele und Wünsche ohne Rücksicht auf die Umstände? Ist es die narzistische Selbstbehauptung und Lustbefriedigung ohne Rücksicht auf die Mitmenschen? Ist es der Verzicht von Selbstdurchsetzung in Hingabe und Aufopferung an Menschen oder Aufgaben? Kann in einer dieser Richtungen überhaupt Selbstverwirklichung entstehen? Ist Selbstverwirklichung überhaupt ein Prozess, der nur in einer Richtung verläuft, also vom Selbst ausgehend in die Verwirklichung? Wäre ein solcher Verwirklichungsprozess nicht eine Fahrt in einer Einbahnstraße, die als Sackgasse endet? Kann Selbstverwirklichung ein „Monolog" sein?

Selbstverwirklichung ist kein Unternehmen im menschenleeren Raum der unbegrenzten Möglichkeiten. Selbstverwirklichung scheint mir viel mehr ein Prozess zu sein, der einer Begegnung und Beziehung entspricht: Dabei geht es immer um ein Wechselverhältnis zwischen Ich und Du; zwischen Selbst und Welt. In einer solchen Wechselbeziehung können sich neue Erfahrungen und Qualitäten entwickeln.

Zwischen Sehen und Gesehenwerden:
das *Gesicht*;
zwischen Hören und Verstandenwerden:
der *Sinn*;
zwischen Fühlen und Berührtwerden:
die *Liebe* - oder der *Schmerz*;
zwischen Wollen und Behandeltwerden:
die *Gestalt*.

Selbstverwirklichung ist ein Gestaltungsprozess, dessen Gestaltungsideen und Motive aus dem Selbst - dessen Material und Qualität aus der Welt stammen. Aber auch umgekehrt ist es richtig: Die Gestaltungsideen und Motive kommen aus der Welt und das Material und die Qualität stammen aus dem Selbst. Es bewegt und bedingt sich immer gegenseitig. Alles andere wäre ein narzistisches Selbsttäuschungsmanöver mit dem Ergebnis einer späteren Enttäuschung.

Die Betonung und Herausforderung von Selbstdefinitionen, Selbstbehauptungen, Selbstbestimmungen, Entscheidungen und Selbstverwirklichungen stellt immer dann eine Überforderung des Selbst dar (also des Menschen), solange der Mensch sein Selbst zu sehr und ausschließlich im Spiegel betrachtet (wie einst Narziß im Spiegel der Wasseroberfläche) und zu wenig im Gespräch mit seiner Mitwelt sich seine Möglichkeiten und Gegebenheiten spiegeln läßt.

Das überforderte Selbst gerät in eine Krise. Um an dieser Selbst-Krise nicht zu leiden und zu scheitern, entwickelt der Mensch Allmachtsphantasien, die seinen Forscher- und Tätigkeitsdrang anfeuern. Mit dem - unausgesprochenen - Ziel, das Selbst so aufzubauen, daß es unwiderlegbar wird; daß es aus sich selbst seinen Sinn in Leben und Welt setzen kann. Die alten Werte sind über Bord, Traditionen tragen nicht mehr, Bindungen halten nicht mehr, in der postmodernen Unübersichtlichkeit pluralistischer Möglichkeiten, virtueller Welten, fragmentierter Identitäten und eines „moralischen Vakuums" (Karl Steinbuch). Infolge eines grenzenlosen Wachstums von Technik, Wissenschaft und Wirtschaft fühlt sich der Mensch entwurzelt, haltlos, orientierungslos. Er würde sich und seine Existenz letztendlich als sinnlos erleben, wenn er nicht - notgedrungen - aus sich selbst, aus seinem Selbst, Sinn schaffen würde.

Das überforderte Selbst wird zur Sinn-Ressource erklärt. Aber irgendwann wird der Spiegel blind, in dem das Selbst sich und seinen Sinn sucht. Dann wird der Sinn verlorengehen, wenn das Selbst sich in seinen Selbstbespiegelungen und seinem Wohlbefinden genügt und die Welt nur noch für Bestätigungen oder Enttäuschungen und den materiellen Lebenserhalt und Wohlstand notwendig ist.

„Während die Welt eine immer bedrohlichere Er-
scheinung annimmt, wird das Leben zum unablässi-
gen Streben nach Gesundheit und Wohlbefinden
durch Leibesübungen, Diät, Arzneimittel, spirituelle
Verfahrensvorschriften verschiedener Art, psychi-
sche Selbsthilfe und Psychiatrie. Für diejenigen, die
der Außenwelt kein Interesse schenken, außer inso-
fern sie eine Quelle der Genugtuung und Enttäu-
schung bleibt, wird der eigene Gesundheitszustand
zu einem Anliegen, in dem sie völlig aufgehen.“
Christopher Lasch

Das anhaltend überforderte Selbst überfordert den
Menschen: Es entwickeln sich bisher kaum gekannte
Zustände von chronischer Erschöpfung, Müdigkeit,
Burnout-Syndrome, Depressionen, chronische
Schmerzzustände, Abhängigkeiten und Identitätskri-
sen.

Sinn und Identität klammern sich an Gesundheit,
Wohlbefinden und die biologische Existenz. Lebensverlängerung (oder Euthanasie als Sterbehilfe bei
Krankheit und Einsamkeit) werden zum Programm
wissenschaftlicher und technologischer Innovationen.

„Es könnte sich im kommenden Jahrhundert her-
ausstellen, daß die inneren Uhren und die Al-
terungsgene im Stoffwechsel so eng miteinander
verwoben sind, daß es genügt, nur kleine Teile in

11

einem der beiden Systeme zu verändern, um alle anderen, die im Stoffwechsel nachgeschaltet sind, mitzuregeln. Auf diese Weise könnte es eines Tages gelingen, mit einer vergleichsweise einfachen Gentherapie eine ganze Signalkette von Molekülen derart zu steuern, daß nicht nur milimetergroße Tierchen, sondern auch Menschen langsamer altern. ... Wenn sich die Mosaiksteinchen zusammenfügen, könnte es am Ende auch gelingen, den letzten Lebensabschnitt von Krankheit und Vergreisung zu befreien. Wir werden das Altern im nächsten Jahrhundert verstehen, wir werden es bekämpfen, und reiche Länder werden sich schneller, als sie darauf reagieren können, in Gebiete mit immer mehr gesunden Höchstbetagten verwandeln." Mark Benecke

Das unausgesprochene Ziel, die geheime - wenn auch unerfüllbare - Hoffnung ist es, mit dem Altern und den Krankheiten langsam auch den Tod zu besiegen. Natürlich ist das eine Illusion. Aber den eigenen Tod zu vergessen, ihn zu verdrängen, scheint für den Menschen wichtig zu sein, so lange er aus sich selbst seinen Sinn im Leben und für das Leben holen will. Und die Technik, die selbstentwickelte, springt ihm zur Seite bei dem Versuch, durch Fortschritt und Ablenkung den Tod zu vergessen.

„Diskussion mit Hannah! Über Technik (laut Hannah) als Kniff, die Welt so einzurichten, daß wir sie nicht erleben müssen. Manie des Technikers, die Schöpfung nutzbar zu machen, weil er sie als Partner nicht aushält, nichts mit ihr anfangen kann; Technik als Kniff, die Welt als Widerstand aus der Welt zu schaffen, beispielsweise durch Tempo zu verdünnen, damit wir sie nicht erleben müssen. (Was Hannah damit meint, weiß ich nicht). Die Weltlosigkeit des Technikers. (Was Hannah damit meint, weiß ich nicht). Mein Irrtum: Daß wir Techniker versuchen, ohne den Tod zu leben. Wörtlich: Du behandelst das Leben nicht als Gestalt, sondern als bloße Addition, daher kein Verhältnis zur Zeit, weil kein Verhältnis zum Tod.“
Max Frisch, Homo faber.

Soweit die Tagebuchnotizen von Homo faber im gleichnamigen Roman von Max Frisch. Die Techniker versuchen, ohne den Tod zu leben.

„Die Technik als Kniff, die Welt nicht erleben zu müssen und das Sterben aus der Welt zu schaffen"

Die Technik ist zweifellos das erfolgreichste Mittel für den Menschen, sich das Leben zu erleichtern. Sie hilft im Leben nützliche, praktische und, wie man so sagt, fortschrittliche Dinge zu erfinden und herzustellen.

Technik ist seinem Ursprung nach ein griechisches Wort: *techne*. Und die *techne*, die „Fähigkeit zur Kultur" (Gadamer) ist tatsächlich, der Historie nach, durch einen Griechen der Menschheit geschenkt worden: Es war Prometheus, der durch eine List dem olympischen Zeus das Feuer entwendete und den Menschen brachte, damit sie sich unabhängig von der Hilfe der Götter ihr Leben erleichtern sollten. Aber nicht nur um Erleichterung ging es Prometheus mit seinem Feuergeschenk an die Menschen, sondern er gab ihnen damit auch die Grundlage und Fähigkeit für Sinn und Verstand, für die Orientierung am Himmel und auf der Erde, die Heilkunde und alle Künste:

„PROMETHEUS *nach langem Schweigen:*
'Aber hört, was meine Schuld
an den Menschen ist, die, Träumer sonst
und stumpfen Sinns,
des Geistes mächtig und bewußt ich werden ließ;
und nicht zum Vorwurf für die Menschen sag' ich es,
nur um die Wohltat meiner Gabe darzutun.
Denn sonst mit offnen Augen sehend sahn sie nicht,
es hörte nichts ihr Höhren; ähnlich eines Traums
Gestalten mischten und verwirrten fort und fort
sie alles blindlings, wußten nichts von sonnigen
backsteingefügten Häusern, nichts von
Zimmrers Kunst;
erdeingegraben wohnten sie, den wimmelnden
Ameisen gleich, in Höhlenwinkeln sonnenlos.
Von keinem Merkmal wußten sie für Winters Nahn
noch für den blumenduft'gen Frühling, für
den Herbst,
den früchtereichen; sonder Ordnung, sonder Zweck
war, was sie taten; bis ich ihnen deutete
der Sterne Aufgang und verhüllten Niedergang,
die Zahlen, aller Wissenschaften trefflichste,
der Schrift Gebrauch sie lehrte, die Erinnerung,
die sagenkundige Ammer aller Musenkunst.
Dann spannt' ins Zugjoch ich zum erstenmal den Ur,
dem Pflug zu fronen; und damit dem Menschenleib
die allzu große Bürde abgenommen sei,

schirr' ich das zügelstolze Roß dem Wagen vor,
des überreichen Prunkes Kleinod und Gepräng;
und auch das meerdurchfliegend leingeflügelte
Fahrzeug des Schiffers ward von niemand eh'r erbaut.
Also den Menschen vieles Rates bar und bloß,
zu lösen mich aus dieser Qual schmachvollem Los.
...
Laß dir das Weitere sagen und erstaune mehr,
wie große Mittel, welche Künste ich erfand.
Das Größte war's, daß, wenn sie
Krankheit niederwarf,
kein Mittel da war, keine Salbe, kein Gebräu,
kein Brot der Heilung, sondern aller Mittel bar
verschmachtend sie verkamen; bis sie dann von mir
gelernt die Mischung segensreicher Arzenei,
die aller Krankheit wilde Kraft zu stillen weiß.
Dann gab ich viele Weisen an der Seherkunst,
ich lehrt' erkennen, was von den Träumen als Gesicht
zu nehmen sei, erschloß der Rufe dunklen Sinn
und was Begegnis aller Art dem Wandrer sagt,
...
Ja, wollt ihr alles kurzgefaßt in einem Wort,
von mir, Prometheus, kommt den Menschen alle
Kunst."

   (Aus: Aischylos: „Der gefesselte Prometheus")

Prometheus ist also der Vater der *techne*, der „Fähigkeit zur Kultur", woraus die Menschheit in Jahrhunderten die Künste, das Handwerk, die Techniken und neuerdings auch die Technologien entwickelt haben. Damit haben die Menschen sich Wissen und Macht über die Erde und alle Kreaturen erworben und sich Fähigkeiten und Reichtum angeeignet.

> *„Allen Künsten der Kultur aber ist gemeinsam, daß sie zwar insgesamt die Herrschaft des Menschen über die Erde bedeuten, aber das Los der Sterblichkeit nicht aufheben können."*
> Hans-Georg Gadamer

Mit allen Künsten und Techniken haben die Menschen zwar Unerhörtes erreicht an Wissen, Macht und Fähigkeit - aber den Tod können sie nicht überwinden, das Sterben nicht umgehen.

> *„Noch etwas ist vorhersagbar: Den Tod werden wir niemals besiegen. ... Ist das Altern erst besiegt, wird irgendwer fragen, ob wir nicht einen Schritt weitergehen und das Sterben auch noch wegkurieren können. Nein, können wir nicht."*
> Mark Benecke

Der uralte Menschheitstraum von der Unsterblichkeit ist also mit allen Künsten und Techniken biologisch unerfüllbar.

Aber warum reden wir, warum redet der Homo faber, der Machertyp unserer Zeit, überhaupt vom Tod? Es geht doch um das Leben, das sorglose und möglichst lange Leben. Aber das Leben ist auf den Tod hin orientiert. Deswegen können wir den Tod nicht außer acht lassen, wenn wir ans Leben denken.

Was taten die Menschen, bevor sie durch Prometheus das Feuer bekamen? - Und was machte Prometheus, bevor er den Menschen das Feuer brachte?

Es ist kein Zufall, daß Homo faber, der Techniker, kein Verhältnis zum Tod hat. Er hat den Tod vergessen. Und die Geschichte, der Mythos von Prometheus sagt uns, warum. „*Mythen sind Urgedanken der Menschheit.*" (H.-G. Gadamer)

In den Überlieferungen von Hesiod und Aischylos erfahren wir von den Urgedanken der Menschheit, mit dem Leben und Sterben fertig werden zu können. Diese Urgedanken müssen wir mit dem Namen Prometheus und seinen Taten und Leiden verbinden.

Bevor Prometheus mit List und Frevel gegen den Willen Zeus' den Menschen das Feuer brachte und damit „den Beginn eines ins unabsehbare hinausstrebenden menschlichen Schaffens" (Gadamer) in Gang brachte, lebten die Menschen „blindlings, wußten nichts von sonnigen backsteingefügten Häusern, nichts von Zimmrers Kunst; erdeingegraben wohnten sie, den wimmelnden Ameisen gleich, in Höhlenwinkeln sonnenlos." Sinnlos, schutzlos und ohne Fähigkeiten und Fertigkeiten lebten sie in dunklen Höhlen und fristeten ihr Dasein auf den Tod hin. Denn diese vorkulturellen Menschen wußten um die Stunde ihres Todes. Und dieses Bewußtsein, nicht nur von der allgemeinen Sterblichkeit, sondern von der eigenen unwiderruflichen Todesstunde, lähmte die Menschen im Erkenntnissuchen wie im Schaffensdrang. Sie zogen sich in Höhlen zurück, sahen nichts und hörten nichts und vollbrachten keine Taten. Ein kaum menschenwürdig zu nennendes Dasein. Mit diesem Los der Menschen hatte Prometheus nun Mitleid: Er nahm ihnen das Wissen um ihren Tod, schenkte ihnen süßes Vergessen und gab ihnen eitle Hoffnung.

„Prometheus:
Ich nahm's den Menschen, ihr Geschick vorauszusehen.
Die blinde Hoffnung ließ ich einziehen in ihr Herz.
Zu diesem noch das Feuer wandt' ich ihnen zu.
Das künftig tausendfache Kunst sie lehren wird."
Aischylos

Jetzt erst erkennen wir den vollen Frevel des Prometheus, wofür dieser von Zeus bestraft wurde, indem er ihn im fernen Kaukasus an einen Felsen schmiedete und einen Adler schickte, der an seiner Leber fraß, bis

Herakles, ein Sohn des Zeus, den Adler erlegte und Prometheus von seinem Felsen befreite.

Zwei Gaben also sind es, die die Menschheit Prometheus verdankt: Die Todesvergessenheit und die Kulturfähigkeit. Und beides gehört zusammen: Indem die Todesvergessenheit Hoffnung zuläßt und die Hoffnung das Motiv für ein zukunftsgerichtetes Handeln ist. Für ein Handeln, mit dem das Leben sinnvoll und fruchtbringend eingerichtet und gelebt werden kann. Zu dem Preis eben, den die Menschen seitdem nur zu gern und zu leicht zu bezahlen bereit sind: Das Vergessen ihrer eigenen Sterblichkeit, des eigenen Todes.

Aus dem Vergessen ist mittlerweile ein Verdrängen geworden. Angesichts der vielen Todesarten heute, ist es nicht mehr so einfach, den Tod zu vergessen. Aber wir strengen uns an und richten unsere Aufmerksamkeit auf das Leben und, wenn es nicht anders geht, auf das Sterben und versuchen damit, den Tod einzugrenzen auf einen Moment, den wir in der Hand zu haben und zu beherrschen scheinen.

Insbesondere in der Medizin, in Psychologie und Soziologie beschäftigen wir uns heute intensiv mit dem Sterben: Wie können wir heute - mit technischen Mitteln! - das Sterben hinauszögern, es schmerzfrei, angenehm, steril, und, wenn es soweit ist, schnell herbeiführen, vor allem aber: ohne Bewußtsein des Sterbenden! So daß es schließlich, wenn das Sterben nicht mehr hinauszuzögern ist, möglichst schnell und unbemerkt für alle Beteiligten vorüber ist. Und dann, wenn wir das Sterben technisch im Griff haben, wenden wir uns wieder dem Leben zu - und können den Tod vergessen. Dabei wird das Sterben eben nicht als die Durchgangsphase zum Tod gesehen und verstanden, sondern nur als ein technisch noch nicht ganz beherrschbarer biologischer Vorgang.

Zweifellos ist unsere Kultur immer noch von dieser allgegenwärtigen Verdrängung unseres Todesbewußtseins geprägt. Und durch die Verfeinerung der Techniken und Technologien hat die Todesvergessenheit heute unser Menschenbild radikal verändert: Der Mensch wird zum biologischen Material reduziert; das Leben des Menschen wird für die unterschiedlichsten Zwecke instrumentalisiert; der Leib und die Organe des Menschen werden zu manipulierbaren, züchtbaren und beliebig vervielfältigbaren Ersatzteilen eines verloren gegangenen Ganzen. Die Technik hat sich von einem Instrument des Menschen zur besseren Einrichtung und Gestaltung des Lebens, hin zur Fähigkeit der gentechnischen Zeugung und Züchtung des Menschen modifiziert. Der Mensch mutiert vom Herrn der Technik (dank seiner Todesvergessenheit) zu ihrem Leibeigenen; dabei verdrängen wir nicht mehr nur unseren Tod aus dem Bewußtsein, sondern wir verdrängen unser Bewußt-Sein selbst.

So wie am Ende des Prometheus-Mythos, des „Schicksalsmythos des Abendlandes" (Gadamer)

Prometheus sich nach seiner Leidenszeit wieder mit Zeus versöhnt, so könnte sich wohl auch der Mensch wieder mit dem Bewußtsein seiner Sterblichkeit versöhnen, ohne seine Kulturfähigkeit einzubüßen.

Wie können wir heute über unseren Tod denken? Wie können wir uns dem Bewußtsein unserer Sterblichkeit nähern, ohne unseren Todeszeitpunkt kennen oder gar bestimmen zu wollen?

„Zweifellos wird jede Kultur, sichtbar oder unsichtbar, umgetrieben von dem, was sie über den Tod denkt."

André Malraux

Was ist der Tod für uns - was kann er uns sein?

„Auf der einen Seite wird der Tod als die Vollendung des Daseins, Leben als Sein zum Tode bezeichnet. Auf der anderen Seite wird mit der Herstellung einer von Angst befreiten menschlichen Welt die Realisierung des natürlichen Todes gefordert, darüber hinaus aber sogar die Beseitigung des Todes, also eine physische Unsterblichkeit des Menschen für denkbar und möglich angesehen."
J. E. Meyer

Tod kann als Grenze der physischen Existenz, des irdischen Daseins definiert werden. Die moderne

Medizin, insbesondere die apparative Intensivmedizin und die Transplantationsmedizin, sind, unterstützt von Gentechnologie, bestrebt, diese Grenze zu verwischen, oder sie z. B. im Falle eines Organempfängers hinauszuschieben; oder umgekehrt sie im Falle eines potentiellen Organspenders mit Hilfe der neuen (und willkürlichen) Definition des Hirntodes vorzuverlegen. Noch radikaler ist diese Grenzverschiebung im Fall der aktiven Sterbehilfe zu sehen.

Die Medizin übt sich, gesellschaftspolitisch sanktioniert, im Verwischen und Verschieben der Todesgrenze. Das Erleben des Todes als Grenze der physischen Existenz wird manipuliert: *Entgrenzung* ist das Ziel.

Tod wird als Ende des biologischen Lebens verstanden. Unser Leben hat ein Ende; wir sind endlich - was mit zunehmendem Älterwerden unwiderlegbar und spürbar wird. Durch Beschleunigung, Tempo, scheinbar unaufhaltsamer Geschwindigkeit wird zwar das Ende nicht unbedingt hinausgeschoben - aber man merkt vor lauter Rasen gar nicht mehr, woraufhin man sich zubewegt. Das ist dann vielleicht auch schon das bescheidene Ziel: Durch die Geschwindigkeit die Zeit, das Sterben und auch das Leben davor nicht mehr zu spüren, nichts mehr davon mitzubekommen: Wir beschleunigen uns zu Tode!

Beschleunigung dient als Ausweichmanöver, um das Ende, das Sterben, aber auch die Widerstände im Leben nicht erleben zu müssen.

Oft wird der Tod als Erlösung gesehen. Erlösung vom „Jammertal" der irdischen Existenz. Erlösung von Schmerzen, Leiden, Einsamkeit; vom Dasein, insbesondere vom Bewußt-Sein. Immer häufiger und selbstverständlicher wird in „fortschrittlich-liberalen" Gesellschaften heute der Ruf nach einer pharmakologisch herbeigeführten „Erlösung vom bewußten Sterben" (J. E. Meyer). Auch hier gelingen der naturwissenschaftlichen Medizin enorme Erfolge im Fort-Schritt (= Entfernung) vom Bewußt-Sein. Das Sterben wird zu *Beliebigkeit* herabgestuft: Mit welchem Giftchen stirbt es sich besonders angenehm? Wann hätten Sie denn gern Ihr Bewußt-Sein abgegeben, eingetauscht gegen eine Kapsel oder eine I.v.-Injektion?

Tod ist Wandlung. Wandlung des biologischen, des psychologischen und des biographischen Daseins; Wandlung des Bewußt-Seins vom Hier und Heute in eine andere Welt vom Dort und Morgen. Im Tod wandeln sich die physische Gestalt und die Zeitgestalt des Lebens.

Sterben

Der Tod kam kalt, er faßte mich an,
Ich lag wie ein Meer, breit zu treffen.
Ich wölbte mich auf und versenkte mich
und sog ihn ein, ohne Rettung.
Wie stieß er meine Tür auf mit glatter Hand,
Wie verlöschte mein Atem
In seinem feuchten Gewande.
Er bewuchs mich
Und streckte seinen Schatten auf dem meinen aus.
In seinen Mundhöhlen starben meine Seufzer,
Mein Duft wurde zu Stein über mir,
Mein Staub zu Tanz meiner Knochen.
Über Abgründe preßte er mein Fleisch und Blut,
Über Gipfel zerrte er mein Fleisch und Blut.
Heimlich, mir zu helfen,
Sprang mein Geist auf meine Lippen,
Und im Strahlen des Kusses entflohen wir.

Henriette Hardenberg

Tod ist Grenze und Ende und Erlösung, indem er für alles Wandlung ist. Er ist eine verwandelnde Kraft und dient damit der Erneuerung. „Der Tod ist der Kunstgriff der Natur, viel Leben zu haben." (J. W. v. Goethe).

Wir erkennen im Tod das Absolute und Endgültige nur im Hinblick auf die physisch-biologische Existenz. Auf dieser Ebene gibt es keine individuelle Unsterblichkeit - auch im Zeitalter der Gentechnologie nicht. Aber ist die geistige Individualität nicht „größer" als der Leib - und ihr Sein nicht unabhängig von Geburt und Tod? Können wir, die wir von Prometheus so reich beschenkt sind, mit Feuer und Freiheit, mit Technik und Kunst und mit den Folgen einer seiner Gaben, der modernen Technologie, den Tod noch weiter aus dem Leben verdrängen, weiter und radikaler als er es sich je träumen ließ? Können wir uns nicht auf die Kunst besinnen und, anstelle den Tod technisch beseitigen zu wollen, ihm durch die Kunst seine Totalität und Absolutheit als unwiderrufliches Ende des Menschen nehmen?

Seit Prometheus gilt:

Mit der *Technik* erleichtern wir uns das Leben und verdrängen den Tod - aber wir besiegen ihn nicht.

Mit der *Kunst* widmen wir uns dem Leben - und dem Tod und wir besiegen beide nicht.

Kann unsere Welt nicht menschlicher werden, wenn wir nicht den Tod verlieren wollen, sondern unsere überkommenen engen Vorstellungen von ihm? Wenn wir Sterben und Tod nicht als Schlußstrich des Lebens, sondern als Wandlungsprozeß zu einer anderen Seinsweise annehmen können?

26

„Erschöpft und gesättigt,
nicht stolz, aber heimatlos"

Welche Signatur zeigt unsere Zivilisation?

> *„Erschöpft und gesättigt, nicht stolz, aber hei-*
> *matlos fühlt sich heute der Deutsche in seiner*
> *Wirtschaftskultur, erlebt sich in einem visionären*
> *Vakuum, immer mehr beengt durch wachsende*
> *Güterberge, die nur noch die Sicht auf ein besseres*
> *Leben versperren, da es nicht mehr reicht, sie zu*
> *erklimmen. Eine Stimmungslage, so grau wie in*
> *keinem anderen der untersuchten westlichen Indu-*
> *strieländer. "*
>
> v. Klipstein und Strümpel

Als am 14. April 1912 die TITANIC, der modernste
und größte Luxusliner seiner Zeit, auf seiner Jungfern-
fahrt von Southampton nach New York mit einem
Eisberg kollidierte und sank und über 1500 Menschen
in den Tod riß, wurde, wie nach dem Absturz der
Concorde am 25. Juli 2000 bei Paris, viel über die
Sicherheit und Risiken der modernen Technik nach-
gedacht und geschrieben. Das Bild vom Schiffbruch
wurde für das 20. Jahrhundert zur Daseinsmetapher.
Aber wer erleidet denn Schiffbruch? Das 20. Jahrhundert - oder die moderne Technik - oder die Mensch-

heit? Oder vielleicht der technisch orientierte Fortschrittsglaube? In der Entwicklungsgeschichte der Technik gab es noch mehr Schiffbrüche. Ein bestimmter ereignete sich im Jahre 1859. In diesem Jahr erhielt die Firma Siemens, Halske & Co. den Auftrag zur elektrischen Überwachung der bis dahin längsten unterseeischen Telegraphenleitung. Sie reichte über 3.500 Seemeilen hinweg, vom Roten Meer bis nach Indien. Unternehmungen dieser Art waren damals, in der Mitte des 19. Jahrhunderts, innovative und technische Herausforderungen voller Risiken und Gefahren. Es war ein Abenteuer. Werner von Siemens, Mitinhaber der beauftragten Firma, begleitete diese Expedition persönlich. Das Schiff, mit dem er nach dieser Expedition wieder nach Europa zurückkehren wollte, lief am 12. Juni 1859 im Roten Meer auf einen Korallenfelsen und sank:

„Das Schiff lag bald ganz auf der Seite, und die große Frage, an der jetzt Leben und Tod alles Lebendigen auf ihm hing, war die, ob es eine Ruhelage finden oder kentern und uns sämtlich in die Tiefe schleudern würde. Ich errichtete mir eine kleine Beobachtungsstation, mit deren Hilfe ich die weitere Neigung des Schiffes an der Stellung eines besonders glänzenden Sternes verfolgen konnte, und proklamierte von Minute zu Minute das Resultat meiner Beobachtungen. Alles lauschte mit

Spannung diesen Mitteilungen. Der Ruf
'Stillstand!' wurde mit kurzem, freudigem Gemur-
mel begrüßt, der Ruf 'Weiter gesunken!' mit ver-
einzelten Schmerzenslauten beantwortet. Endlich
war kein weiteres Sinken mehr zu beobachten, und
die lähmende Todesfurcht machte energischen
Rettungsbestrebungen Platz."
Werner von Siemens

Fünf Tage vergingen bis zur Rettung der Schiffbrü-
chigen. Das Schiff, das Werner von Siemens und seine Leidensgenossen rettete, hieß „Nemesis". Nemesis
war bei den Griechen die Göttin der vergeltenden
Gerechtigkeit.

Während die TITANIC im Nordatlantik mit einem
Eisberg kollidierte und sank, weil der Kapitän den
Atlantik in einer Rekordzeit überqueren wollte -
konnte die „Nemesis" Werner von Siemens und seine
Mitpassagiere aus der Seenot retten, weil er in beein-
druckender Weise nach der Katastrophe Ruhe und
Gelassenheit bewahrte und mit souveränem Überblick
die Rettungsmaßnahmen leitete.

Lehren uns solche Katastrophen noch etwas - oder
müssen wir uns daran gewöhnen, die katastrophalen
Folgen technischen und menschlichen Versagens hin-
zunehmen und uns mit der statistischen Unwahr-
scheinlichkeit solcher Katastrophen beruhigen?

„... so findet sich der heutige Mensch in einer labyrinthischen Unmündigkeit wieder. Er erlebt schmerzlich, daß wachsender Fortschritt immer auch wachsende Ratlosigkeit bedeutet. Die erdrükkende Wissensflut befähigt ihn nicht, sich für das Gute zu entscheiden. Vielmehr bewirken die komplexen, chaotischen Systeme, aus denen Wissen und sogenannter Fortschritt entspringen, daß er das Gute nicht mehr erkennen kann. So wie die Welt ein unüberschaubarer fragmentierter Ort geworden ist, so ist auch er fragmentiert. Das Ich - ein dunkles Kaleidoskop ständig wechselnder Wünsche, Ängste, Sehnsüchte und Selbstsüchte. Nichts, was ihn verläßlich zusammenhält, das ihm eine Mitte zeigt, die der Urgrund ist. Die Systeme, in deren Griff er sich vorfindet, eröffnen ihm pausenlos wechselnde und widersprüchliche Perspektiven." Linus Geisler

Es gibt Eindrücke, Erfahrungen, Schlagwörter, Begriffe, mit denen unsere Zivilisation, unsere moderne und postmoderne Zeitsituation beschrieben wird (ohne Anspruch auf Vollständigkeit):

- Informationsgesellschaft
- Konsumgesellschaft
- Kommunikationsgesellschaft
- Multi-Media-Gesellschaft

- Multi-Options-Gesellschaft
- Pluralismusgesellschaft
- Zeitalter der „radikalen Pluralität" (W. Welsch)
- Zeitalter der Beliebigkeit
- Zeitalter der Oberflächlichkeit
- Zeitalter der Postmoderne
- Zeitalter der Globalisierung
- Zeitalter der Beschleunigung
- High-Tech-Zeitalter
- Vernetzte Welt
- Cyber-Space-Zeitalter
- Zeitalter der virtuellen Welten
- Zeitalter der Fragmentierung
- Zeitalter der Unübersichtlichkeit (Habermaas)

In bezug auf den Menschen, sein Erleben und seine Lebensgestaltung in dieser modernen-postmodernen Zeit, lassen sich diese mehr historischen Charakterisierungen auf folgende psychologische Begriffe zusammenfassen:

Entbettung, Entgrenzung, Dislozierung.

Die Menschen fühlen sich „entbettet" (Anthony Giddens), das heißt ihrer Traditionen, ihrer sozialen Bindungen, ihrer örtlichen (geographischen) Geborgenheiten und Orientierungsmöglichkeiten, ihrer zeitlichen Orientierungsmöglichkeiten, ihrer gewohnten

Umgangsformen mit Informationen und Wissen, herausgerissen und entfremdet.

Entgrenzung und Dislozierung individueller und kollektiver Lebensmuster, das heißt „Verpflanzung in globalisierte Kultur und Informationsumfelder" (A. Giddens); das bedeutet Verlust an Verbundenheit und Vertrautheit.

Virtuelle Welten als neue Realitäten und Erfahrungsbereiche führen zu erheblichen psychischen und mentalen Orientierungsschwierigkeiten, Desorientierungen, Unsicherheiten, Ängsten und Zweifeln.

Beschleunigung, Gegenwartsschrumpfung

Durch die zunehmende Beschleunigung der meisten Arbeits- und Lebensabläufe, z.B. in den Bereichen der Mobilität, der Fortbewegungsmittel und der Informationsverarbeitung erfährt das Zeitgefühl eine „Gegenwartsschrumpfung": Die Folgen sind Hektik, Nervosität, Ermüdung, Erschöpfung und Ermattung.

Pluralisierung, Beliebigkeit, Oberflächlichkeit

Die Pluralisierung von Lebensformen und Daseinsentwürfen, von Möglichkeiten und Entscheidungen, von beruflichen und privaten Wirklichkeitsformen, führt zu einer zunehmenden Oberflächlichkeit und Beliebigkeit, zu einem Verlust an Tiefe und Vertrauen, zu schwerwiegenden Orientierungsstörungen und schließlich zu einem gravierenden Sinnverlust.

Fragmentierung

Die Fragmentierung der Erfahrungswelt, der erfahrbaren Wirklichkeit und der eigenen Identität innerhalb einer fragmentierten Welt führt zu einem „multiphrenen Zustand", der zu Identitätskrisen, Tendenzen zu Identitätsauflösung bis zu multiplen Persönlichkeitssyndromen führen kann.

Die Folge der „radikalen Pluralität", der „neuen Unübersichtlichkeit", der „Multi-Options-Situation", der Infragestellung, der Entbettung und Entgrenzung alles Tradierten, Haltgebenden und Sinnvermittelnden, führt zu einer radikalen Individualisierung von Lebensentscheidungen und Lebensentwürfen. Die Beziehungen von Mensch zu Mensch und von Individuum zur Gemeinschaft spiegeln eine noch nie dagewesene Individualisierung und Vereinzelung bei der Sinnsuche und Sinnfindung in der Biographie.

Signatur moderner Leiden

Unter dem Gesichtspunkt einer Signatur moderner Leiden möchte ich aus den oben genannten gesellschaftlichen und psychologischen Faktoren unserer Zivilisation vier Begriffe herausheben und auf ihre pathogene Wirksamkeit, das heißt auf ihren phänomenologischen Zusammenhang mit modernen Krankheitsbildern hin befragen und beschreiben.

Die Phänomene der Informationsgesellschaft mit ständig zunehmender Informationsflut, Datenverarbeitung und Datenmüll, mit ständig zunehmenden Geschwindigkeiten und einem Leben, das einer permanenten Beschleunigung ausgesetzt ist und mit dem Zwang zur Globalisierung erlebt der Mensch heute eine Entgrenzung, eine Desintegration und Dislozierung aus geographischen, gesellschaftlichen und mitmenschlichen Verhältnissen, in denen er sich bisher zurecht gefunden hat. Der Mensch ist zentrifugalen Tendenzen und Kräften ausgesetzt, die ihn aus seinem ihm vertrauten Umfeld dislozieren, herauskatapultieren, desintegrieren, so daß er sich nicht mehr heimisch fühlen kann, sich nicht mehr auskennt, in Not und Orientierungskrisen kommt.

Als Spiegelbild dieser zeitgeschichtlichen *Entgrenzung* unserer Lebenswelt können wir beobachten, wie die Menschen heute mit den Grenzen ihrer körperlichen, seelischen und geistigen Leistungs- und Belastungsfähigkeit umgehen wie wir uns zu den Grenzen unserer zwischenmenschlichen Beziehungsfähigkeit verhalten, wie wir mit den Grenzen unserer Selbsteinschätzung und unserer Verständigungsmöglichkeit und Begegnungsfähigkeit umgehen.

Bei den ganz persönlichen, subjektiven und individuellen Entgrenzungen, das heißt bei unseren eigenen Grenzüberschreitungen, also bei den Mißachtungen und unangemessenen Übertretungen unserer eigenen Grenzen der Leistung, der Beziehung, der Selbstverwirklichung und Sinngestaltung oder der Selbstaufopferung, lauert die Entwicklung und Tendenz des Burnout-Syndroms.

Das Burnout-Syndrom

Das Burnout-Syndrom, das Gefühl des „Ausgebranntseins", ist ein Zustand der inneren Erschöpfung. Es findet eine Entgrenzung und Entbettung, eine Dislozierung des eigenen Lebensentwurfs statt; das eigene Engagement im Erleben und Verhalten in bezug auf berufliche Arbeit und Leistung aber auch in bezug auf private und berufliche zwischenmenschliche Beziehungen wird zunächst euphorisch übertreten - dann enttäuscht - als nicht mehr befriedigend erlebt, schließlich in Zweifel gezogen, und letztendlich als fragwürdig und sinnlos erlebt. Die Zweifel am eigenen Engagement, an der eigenen ursprünglichen Begeisterung und ihrer Resonanz am Arbeitsplatz oder in der privaten Beziehung nehmen zu und breiten sich aus.

„Ein Mensch sagt - und ist stolz darauf -
er geh' in seinen Pflichten auf.
Bald aber, nicht mehr ganz so munter
geht er in seinen Pflichten unter."

Eugen Roth

Die Flamme der vormals brennenden Begeisterung und des Engagements für eine Aufgabe, eine Idee oder einen Menschen in einer Beziehung ist erloschen.

Eine 45-jährige Grundschullehrerin, die seit Beendigung des Studiums ununterbrochen als Lehrerin an einer Schule tätig war, kommt wegen schweren Schlafstörungen, chronischer Erschöpfung und gravierendem Leistungsabfall, wegen Kopfschmerzen, nachlassender Geduld und zunehmender Gereiztheit, Interessenverlust und Mangel an Empathie und zunehmender sozialer Einengung und Rückzugsneigungen in die psychosomatische Behandlung. Die Beschwerden bestehen in schwankender Intensität bereits seit mehreren Jahren. Die Lehrerin hatte sich mit großer Begeisterung und einem ungehemmten Engagement nach der Ausbildung in ihre berufliche Tätigkeit gestürzt. Sie hatte zusätzliche Aufgaben übernommen und viele Jahre lang keinen Tag gefehlt. Die Kinder ihrer Klassen waren ihr das Wichtigste. Sie hatte alles getan, was für die Kinder, die Klassen, die Schule gut oder wichtig war, was getan werden musste. Sie hatte nie nein gesagt; sie hat sich selbst immer zurückgestellt. Ihrer Freizeit wurde immer mehr angefüllt und ausgefüllt mit Aktivitäten für die Schule. Ihr Privatleben schrumpfte immer mehr zusammen, bis es schließlich nur noch aus Schlafen und Erholung in den Ferien bestand. Dann traten Schlafstörungen auf und die Erholung in den Ferien reichte nicht mehr aus. Sie konnte sich auf den Unterricht nicht mehr vorbereiten, sie war bei Besprechungen und Konferenzen unkonzentriert. Sie war zuerst den Kollegen gegenüber, später den Eltern, schließlich auch bei ihren geliebten Kindern ungeduldig und gereizt. Sie wurde unglücklich und unzufrieden, ja gereizt mit sich selbst, weil sie ihren ursprünglichen Ansprüchen an ihre Leistungen in ihrem Lehrerdasein nicht mehr genügte. Sie wusste keine Möglichkeiten, sich zu regenerieren; sie fand die Quellen ihrer Begeisterung nicht mehr; sie kannte keine Menschen mehr, mit denen sie sich über ihre Situation, ihre Not hätte austauschen können. Sie war verzweifelt, machte sich massive Selbstvorwürfe und wusste nicht mehr ein noch aus. In diesem Zustand eines Burnout-Syndroms kam die Patientin dann in die psychosomatische Behandlung.

Die Symptome dieses Burnout-Zustandes sind:

Nach anfänglichem Überengagement das Bild zunehmender physischer und psychischer Erschöpfung; dazu gehören im einzelnen:

- Interessenverlust
- Ideen- und Handlungsverarmung
- Leistungsabfall
- Rückzugsverhalten
- Verlust von Empathie
- Dysphorisch gereizte Stimmung
- Schlafstörungen
- Resignative, depressive oder aggressive Äußerungen

- Wiederholtes Krankwerden (insbesondere Infekte, Schmerzen, Kreislaufbeschwerden, Ulcera, coronare Herzkrankheit, Erschöpfungen, Depressionen)
- Selbstzweifel
- Schuldzuweisungen
- Sinnlosigkeitsgefühl
- Verzweiflung
- Psychisch-biographische Krise

Das Burnout-Syndrom wird als ein neues Krankheitsbild angesehen, das in Entstehung und Häufigkeit in unserer Zeit und in den modernen Informationsgesellschaften unzweifelhaft von dem „modernen Lebensstil" unserer hochtechnisierten Leistungs- und Multioptions-Gesellschaften geprägt ist. Hektik und Lärm, ständiger Zeitdruck, fehlender Rhythmus, permanenter Erfolgs- und Leistungsdruck und die ständige Gefahr und Neigung zu Überforderung bei gleichzeitig nachlassender Motivation und Begeisterung, bei zunehmenden Zweifeln am eigenen Verhalten und an der Akzeptanz und Würdigung des eigenen Einsatzes durch diejenigen, für die der Einsatz geleistet wird, führen zu zunehmenden Orientierungsschwierigkeiten in unserer entgrenzten und dislozierten Welt und provozieren dieses Zustandsbild der „inneren Erschöpfung". Die Grenzen der eigenen Möglichkeiten werden überschritten und die innere Balance zwischen Leistung und Erholung geht verloren. Die Diskrepanz zwischen Erwartung und Wirklichkeit, zwischen Anspruch und Möglichkeit, zwischen Selbsterleben und den Antworten der Mitmenschen auf das eigene Verhalten ist schließlich unüberbrückbar geworden. Die Fragen nach dem Verhältnis von Selbstbestimmung und Fremdbestimmung sowie der Verlust von eigenen Werten werden zum existentiellen Erlebnis. Das Burnout-Syndrom ist ein Verlust der inneren Balance zwischen Anspruch und Möglichkeit.

Da das Burnout-Syndrom in seinem Endzustand unübersehbar und dramatisch erscheint, kommt es vor allem darauf an, seine Entwicklung rechtzeitig zu erkennen und mit dem Burnout-Gefährdeten diese Entwicklungstendenz anzusprechen. Häufig läßt sich eine Burnout-Entwicklung in ihren Anfangsstadien durch Gespräche, berufliche Supervisionen, Korrekturen von Erwartungen, Erholungsaufenthalten oder ausgleichenden Betätigungen wie Bewegung in der Natur oder Kunsttherapien in ihrem negativen Fortgang unterbrechen und abwenden, noch bevor ein psychosomatisch behandlungsbedürftiges Krankheitsbild daraus entsteht. Wichtig an prophylaktischen und therapeutischen Maßnahmen sind insbesondere eine rhythmische Tages- und Lebensgestaltung mit Berücksichtigung von Erholungspausen und ausgleichenden Freizeittätigkeiten sowie die Pflege eines gesellschaftlichen Beziehungslebens mit Familie, Partnern, Freunden und Kollegen am Arbeitsplatz.

Das Chronische Müdigkeitssyndrom/ CFS

Als nächstes möchte ich den Blick auf das Phänomen der Beschleunigung und der daraus resultierenden Gegenwartsschrumpfung richten. Unser Umgang mit der Zeit zeigt, daß sie zur gefährdetsten und unsichersten Ressource geworden ist: Alle Menschen leiden unter Zeitnot. Seit 1870 allerdings grassiert schon diese Seuche von der Zeitnot mit den Symptomen der Nervosität: Erschöpfung, Müdigkeit, Kopfschmerzen, Überreiztheit, Ungeduld, Schlaf- und Verdauungsstörungen sowie depressive Verstimmungen. Bereits 1880 wurde dieser Zustand der allgemeinen Nervosität als Zeitkrankheit mit dem Namen „Neurasthenie" bezeichnet (geprägt von dem New Yorker Nervenarzt George M. Beard).

Otto Erich Hartleben dichtete 1900 dazu den einprägsamen Vers:

> *„Haste nie,*
> *raste nie,*
> *dann haste nie*
> *Neurasthenie. "*

Die Begleitumstände zunehmender Beschleunigung für das menschliche und allgemeine Leben sind: Immer mehr Bewegung und immer weniger Ruhe; immer weniger Rhythmus und immer mehr Takt; immer mehr Lärm und viel zu wenig Melodie im Leben.

Das Phänomen der Gegenwartsschrumpfung bedeutet auch, daß wir uns einerseits immer mehr von unserer Vergangenheit geprägt und belastet fühlen und schwer daran tragen, so daß es häufig zu sogenannten „Übertragungen" von vergangenen Erlebnissen, Erinnerungen und Erfahrungen auf gegenwärtige Situationen kommt. Wodurch die Gegenwart nicht angemessen in ihrer Qualität und Eigenart, sondern immer öfter als Wiederholung einer Vergangenheit erlebt und beurteilt wird. Andererseits - nicht im Widerspruch, sondern im Kontrast dazu - erleben und verhalten sich die Menschen immer mehr im Hinblick auf die nächsten erwarteten, ersehnten oder befürchteten Ereignisse wodurch eine innere Unruhe und Getriebenheit entsteht und das Leben und Erleben in der Gegenwart zu einem bedeutungslosen Nullpunkt schwindet, wenn sich nicht etwas besonderes ereignet. So fühlen sich die Menschen in Hektik und Unruhe wie auf der Jagd nach jenem Moment der Ruhe, des Angekommenseins und der Besinnung, den sie jedoch vor lauter Flucht und Eile nie erreichen.

Das im Spiegel individuellen Lebens aufgrund dieser Zeitphänomenologie entstehende Krankheitsbild ist das heute so modern wie häufig vorkommende **Chronische Müdigkeitssyndrom** (**CFS** - Chronique Fatigue Syndrome).

Das Bild der chronischen Müdigkeit oder der chronischen Erschöpfung kann als Antwort auf die Geschwindigkeit und Hektik unseres modernen Lebens und auf die Beschleunigung der Veränderungen unserer Lebenswelt verstanden werden.

Die Zeit

Zeit,
du Unausweichbare,
aneinandergekettetes,
grenzenloses Sein.
Tag und Nacht
gesichtslos stumm entkommend
im verhängnisvollen Nichts,
Sorgen und Müdigkeit fremd.

Zeit,
unnahbar stimmloses Gespenst,
das niemand erdrosseln kann!

Henriette Hardenberg

Das Chronische Müdigkeitssyndrom ist ein psychosomatisches Spiegelbild der „besinnungslosen Schnelllebigkeit" in unserer Welt. Es ist aber auch ein

Spiegelbild der individuellen und allgemeinen Motivationskrise unserer Zeit. Denn entscheidend für die Diagnose eines chronischen Müdigkeitssyndroms ist es, daß diese Müdigkeit nicht durch irgendeine Art körperlicher oder seelischer Belastung oder Überanstrengung verursacht sein darf. Es darf auch keine andere körperliche oder seelische Krankheit als Ursache für die chronische Müdigkeit in Frage kommen. Seine Ursache ist im streng medizinisch-wissenschaftlichen Sinn bis heute nicht eindeutig geklärt. Trotz vieler Versuche und mancher gegenteiliger Behauptungen gibt es keine CFS-typischen oder gar beweisenden immunologischen Parameter oder sonstige Labor- oder apparative Untersuchungsbefunde, die die Diagnose eines chronischen Müdigkeitssyndroms sichern oder beweisen könnten. Die Diagnose kann nur nach dem klinischen Erscheinungsbild und nach dem Verlauf gestellt werden. Dafür ist eine biographische Anamnese und der differentialdiagnostische Ausschluß von organischen oder psychiatrischen Erkrankungen, die eine entsprechende Symptomatik hervorrufen könnten, wichtig. Unzweifelhaft scheint es bei diesem Krankheitsbild zu sein, daß solche Zustände von unbegründeter, das heißt ohne Anlaß entstehender chronischer Erschöpfung, mit dem modernen Lebensstil unserer Zeit zusammenhängt. Das Chronische Müdigkeitssyndrom erscheint wie das Bild eines chronifizierten Überforderungsgefühls den

objektiven und subjektiv erlebten und unter Umständen auch selbst gesetzten Erwartungen und Forderungen nach Leistung und Schnelligkeit. Es erscheint als
eine sinnvolle individuelle, psychosomatische und
biographische Gegensteuerung gegen die besinnungslose Schnelllebigkeit, der die Menschen mehr und
mehr ausgesetzt sind.

Die wesentlichen Symptome des chronischen Müdigkeitssyndroms sind: Beständige Müdigkeit oder
leichte Ermüdbarkeit von mindestens 6 Monaten,
welche

- nicht durch eine andere Krankheit erklärt
  werden kann,
- neu aufgetreten ist,
- nicht Folge einer chronischen Belastungssituation ist und
- nicht deutlich durch Bettruhe zu
  beheben ist und
- so ausgeprägt ist, daß die durchschnittliche
  Leistungsfähigkeit deutlich reduziert ist.

Hinzu kommen noch einige somatische oder psychische Beschwerden, über die die Patienten in wechselnder Intensität und Häufigkeit klagen: so z. B.
ständige Müdigkeit oder Ermüdung nach normalen
Belastungen; ungenügende oder gar keine Erholung
durch Schlaf bei meist oberflächlichem, unterbroche

nem und unerfrischendem Nachtschlaf. Häufig klagen Patienten über wechselnde körperliche Beschwerden und Schmerzen, z. B. Muskelschmerzen, Kopfschmerzen, Gelenkschmerzen, Pharyngitis, Halsschmerzen und Tinnitus. Sehr häufig besteht eine depressive Verstimmung. Die Patienten fühlen sich oft nicht ernstgenommen in ihrem Leiden, insbesondere dann, wenn die körperlichen Untersuchungen keine pathologischen Befunde ergeben und damit das Leiden der Patienten nicht erklären können. Die Akzeptanz einer psychosomatischen Erkrankung fällt Patienten mit einer überwiegend körperlich erlebten chronischen Müdigkeit besonders schwer. Es ist aber für den therapeutischen Verlauf von großer Wichtigkeit, mit den Betroffenen über ein psychosomatisches Krankheitsverständnis dieses Leidens zu sprechen, wofür eine gute und vertrauensvolle therapeutische Beziehung Voraussetzung ist.

Strapazierter Computer

Das Gedächtnis
geht auf die Knie
ein Lama weigert sich
mehr als 100 Pfund zu tragen
dies einfache Tier in den Anden
mit seinem Kindergesicht

Unser Gehirn steht still
unser Herz
das ist unwichtig
austauschbar diese rote
Batterie
für unsern grauen
Einspeicherer
von Nachrichten

Hilde Domin

Das Chronische Müdigkeitssyndrom kann in jedem Lebensalter auftreten.

Die 19-jährige Schülerin leidet bereits seit einem ¾ Jahr unter häufigen Erkältungskrankheiten, rezidivierenden Halsschmerzen mit geschwollenen Lymphknoten und häufigen Kopfschmerzen. Dazu sowohl im Unterricht wie auch bei den Hausaufgaben eine nachlassende Konzentrationsfähigkeit und zunehmende Ungeduld. Alles überschattet schließlich von einer andauernden Müdigkeit, die durch keinen noch so langen Schlaf weniger wird. Die Müdigkeit führt zu zunehmender Lustlosigkeit, Interessenlosigkeit und Inaktivität sowie zunehmendem Leistungsabfall in der Schule.

Vor dem Beginn dieser Erkrankungssituation war die Schülerin ein fleißiges und unternehmungsfreudiges Mädchen, hatte gute Noten in der Schule, war ehrgeizig und beliebt, genoss gerne häufige Disco-Besuche und in diesem Zusammenhang auch Alkohol, Nikotin und Drogen. Das Wichtigste war für sie immer: es möglichst allen recht zu machen, mit allen gut stehen, von allen gemocht zu werden; immer mit allen in Harmonie zu sein. Nur aus der Anerkennung und Zuneigung von anderen, nur aus der Erfüllung ihres unerfüllbaren Harmoniebedürfnisses konnte sie Selbstwertgefühl und Zufriedenheit mit sich schöpfen. Als ihr Harmoniebedürfnis schließlich nicht mehr erfüllbar war und sie spürte, daß alle ihre Anstrengungen nicht mehr ausreichten, dieses (ihr selbst unbewusste) Ziel zu erreichen, kam die große chronische Müdigkeit über sie. Jetzt war sie einfach zu müde und zu erschöpft, um all das noch tun zu können, was sie bisher getan hatte, um den anderen zu gefallen und mit allen in Harmonie zu sein. Chronische Müdigkeit als die Rückzugschance, um den Raum und die Zeit für die notwendige Selbstbesinnung zu finden.

Gerade an diesem Krankheitsbild der chronischen Erschöpfung oder der chronischen Müdigkeit, die nicht im Anschluß an besondere Belastungen auftritt (sonst würde man differentialdiagnostisch von einem Erschöpfungszustand oder einer Erschöpfungsdepression sprechen müssen), wird die nicht akut situative Verursachung durch besondere Belastungen, sondern eben gerade die in einer allgemeinen Zeit und Lebenstendenz liegende Ursache sichtbar. Entspringt denn dieser Lebensstil, in den wir hineingestellt, hineingeworfen sind und dem wir uns kaum erwehren und entziehen können, entspringt er denn unseren eigenen Motiven, verfolgen wir damit bestimmte Absichten und Ziele? Oder sind es nicht vielmehr Ergebnisse einer Fremdbestimmung, durch die der technischen Entwicklung und der technologischen Innovation innewohnenden Gesetzmäßigkeiten? Die Technisierung unseres Lebens, unserer Lebenswelt, gibt unserem seelischen Erleben Ausdehnung und Geschwindigkeit vor: immer enger, kleiner und schneller. Denn die Globalisierung und die weltweite ständige Informationsverfügbarkeit und telekommunikative Erreichbarkeit machen die Welt für uns zu einem „globalen Dorf", in dem sich keiner mehr zuhause fühlt. Angst, Orientierungskrise und Motivationskrise kleiden sich in das Erscheinungsbild einer chronischen Müdigkeit und Erschöpfung.

Wo finden wir in unserer Lebenswelt die Momente der Besinnung, der Orientierung, und die Kraftquelle für unsere Motive? Hier ist der Ansatzpunkt einer allgemeinmedizinischen, lebensdiätetischen und psychotherapeutischen Behandlung des chronischen Müdigkeitssyndroms.

Die ambulante oder stationäre Behandlung dieses Krankheitsbildes gehört in die Hand erfahrener psychiatrisch / psychotherapeutischer (psychosomatischer) Ärzte in Zusammenarbeit mit KunsttherapeutInnen, HeileurythmistInnen und PhysiotherapeutInnen.

Dem Abend gesagt

Meine Zweifel, bitter und ungestillt,
versickern in den Abendtiefen.
Müdigkeit singt an meinem Ohr.
Ich lausche ...
Das war doch gestern schon!
Das kommt und geht doch wieder!

Die Schlafwiege kenn' ich bis ins tiefeste Gefild.
Ich will dort nimmer gehen.
Noch weiß ich nicht, wo mir der dunkle See
die Qual vollendet.
Ein Spiegel soll dort liegen,
klar und dicht,
und will uns,
funkelnd vor Schmerz,
die Gründe zeigen.

Ingeborg Bachmann

Das Chronische Schmerzsyndrom

Das nächste Charakteristikum unserer in diesem Zusammenhang postmodern zu nennenden Zivilisation ist das des Pluralismus und der damit zusammenhängenden Beliebigkeit und Oberflächlichkeit. Die Beliebigkeit, durchaus auch als negative Begleiterscheinung der „radikalen Pluralität" gesehen, gründet sich in der philosophischen Argumentation, daß es für die grundlegenden Fragen „mehrere gleichberechtigte Antworten gibt", ohne daß eine davon Dominanz, Richtigkeit, Absolutheit oder gar Wahrheit für sich beanspruchen könnte. Das heißt durchaus auch im Sinne eines postmodernen Weltverständnisses, daß zum Beispiel auch Fragen der Gesundheit, der medizinischen Behandlung, des Menschenbildes, der Ökologie oder der Gesellschaftsordnung nicht nur jeweils eine, zum Beispiel wissenschaftliche Antwort, Gültigkeit für sich in Anspruch nehmen darf, sondern auch andere Antworten, seien sie nun wissenschaftlicher, religiöser oder weltanschaulicher Herkunft. Für viele Lebensbereiche, zum Beispiel auch für die Medizin und die Therapiefreiheit, sind hier positive politische und philosophische Argumentationen enthalten. Die Frage bleibt allerdings, ob, wenn es keine objektiven und allgemeingültigen Kriterien oder Antworten auf Probleme und Fragen gibt, als alternative Lösung nur die Beliebigkeit bleibt? Eine Beliebigkeit, die schließlich zwangsläufig zu Oberflächlichkeit führt, und dann in einer Gleichgültigkeit allen Fragen und Entscheidungen gegenüber mündet. Einer Oberflächlichkeit und Gleichgültigkeit, die zu Trägheit, Interesselosigkeit, geistigem Rückzug, Entscheidungsunfähigkeit und Handlungsverarmung führt.

Überwinden läßt sich diese Gefahr postmoderner Beliebigkeit, Oberflächlichkeit und Unverbindlichkeit nur durch die individuell zu erringende Haltung des Vertrauens:

- Vertrauen, das ich selbst ausstrahle in der Begegnung mit Mitmenschen, in meinem Blick, meiner Haltung, in Gestik, Sprache und Verhalten;
- Vertrauen, das ich dem anderen schenke, indem ich mich selbst dem anderen gegenüber öffne, ohne Wissen und Sicherheit, wie der andere auf meine Offenheit antworten wird, verbunden mit der Bereitschaft eine Verletzung einzugehen, in der ich meine eigenen Verletzlichkeit akzeptiere, aber durchaus mit einem Gefühl, einer Ahnung, einer inneren unbeweisbaren Gewißheit, daß der andere meine vertrauensvolle Offenheit in der Begegnung angemessen erleben und respektieren wird; - andererseits werde ich aus einer Verletzung erfahrener und reifer hervorgehen. Vertrauen kann nur gegeben, niemals gefordert werden. Vertrauen

kann gewonnen werden durch Offenheit, Herzlichkeit und Verläßlichkeit.

- Vertrauen, das ich selbst besitze, als Kraft und Vermögen, von dem ich freigebig verschenken kann ohne Angst vor Verlust.
- Vertrauen, das in mir selbst ruht. Selbstvertrauen, in dem ich mein Sein, meine Identität und Konsistenz in Wandlung und Entwicklung, meine Begegnungs- und Beziehungsmöglichkeit zu meiner Mitwelt und Umwelt spüre und dabei die Welt in mir und mich in der Welt erlebe.
- Vertrauen in mich und in die Welt, das es mir ermöglicht, in meiner vertrauensvollen Selbstoffenbarung die Offenbarung von Mitmensch und Mitwelt zu erleben.

„Die innere Verfassung des Menschen und seine Gemeinschaftsfähigkeit sind im Grunde eins. Nur wer mit sich selbst Freund ist, kann sich dem Gemeinsamen einfügen. ... Freundschaft mit sich selbst. Sie hat nichts zu tun mit Selbstliebe oder Eigenliebe, ja sie meint das genaue Gegenteil davon. Wer mit sich selbst nicht Freund, sondern mit sich selbst verfallen ist, ist gerade zu keiner Hingabe an andere und zu keiner Solidarität fähig. Hier scheint mir der tiefste Grund der Selbstentfremdung zu liegen, die wir im modernen Zivilisationsleben sich ausbreiten sehen, und umgekehrt

liegt hier die unverlierbare Chance unser aller,
inmitten der durch nichts zu beschönigenden
Zwangsformen unserer modernen Gesellschaft die
eigene Tätigkeit mit dem Bewußtsein eines eigenen
Sinnes zu erfüllen ... "

Hans-Georg Gadamer

Dieses Vertrauen in seinen verschiedenen Schichten ist immer ein Spüren, ein Gefühl, auch eine Gewißheit, die aber nie rational oder gar beweisbar ist.

Es ist jenes sichere und Sicherheit gebende Gefühl des Vertrauens und Selbstvertrauens, mit dem allein die Beliebigkeit und Oberflächlichkeit in der radikalen Pluralität der vielfältigen Wahlmöglichkeiten unserer Lebenswelt unter dem Gesichtspunkt der Angemessenheit wahrgenommen und in Verantwortung gelebt werden kann.

Hier ist anzumerken, daß es bekanntermaßen zweierlei Maß gibt. Das eine, in der Wissenschaft gebräuchliche, ist das Maß, das man von außen an eine Sache heranbringt: das Gemessene. Das andere ist dasjenige Maß, das in einer Sache, in dem Menschen selbst liegt, ihm immanent ist: das ist das Angemessene. Sich auf die Wahrnehmung und Berücksichtigung dieses inneren Maßes, des Angemessenen, einzulassen, vorzüglich in der Begegnung von Mensch zu Mensch, ist Voraussetzung für Vertrauensbildung.

Nur zwei Dinge

Durch so viel Formen geschritten,
durch Ich und Wir und Du,
doch alles blieb erlitten
durch die ewige Frage: wozu?

Das ist eine Kinderfrage.
Dir wurde erst spät bewußt,
es gibt nur eines: ertrage
- ob Sinn, ob Sucht, ob Sage -
dein fernbestimmtes: Du mußt.

Ob Rosen, ob Schnee, ob Meere,
was alles erblühte, verblich,
es gibt nur zwei Dinge: die Leere
und das gezeichnete Ich.

Gottfried Benn

Im Spiegelbild psychosomatischer Leiden sehe ich als
eine Form der verzerrten Entsprechung zu den Symptomen der Beliebigkeit und Oberflächlichkeit das
fehlende Vertrauen im Bereich von Kommunikation
und Beziehung. Unsicherheit und Orientierungslosig-
keit sind mögliche Folgen. Daraus resultieren dann
schließlich Angst und Aggression. Angst und Aggression aus fehlendem Vertrauen und mangelndem

Selbstvertrauen, zum Beispiel innerhalb von Beziehungen, können sich einerseits gegen den anderen richten - andererseits aber auch gegen sich selbst. Angst und Aggression können sich körperlich ausdrücken und ausleben und mir auf diese Weise physisch-leiblich zum Ausdruck bringen, was ich bisher nicht wahrnehmen beziehungsweise nicht wahrhaben wollte. Als warnender, mich wachrüttelnder „Stellvertreter" kann aus einer von mangelndem Vertrauen geprägten Beziehungssituation, einer psychosozialen Konfliktsituation eine chronische leiblich-seelische Schmerzsituation entstehen.

Nach einer Schätzung soll es in Deutschland sieben Millionen Schmerzkranke geben. Nach der Einteilung der Klassifikation der Internationalen Gesellschaft zum Studium des Schmerzes (IASP) sind von den chronisch Schmerzkranken 20% primär organisch krank, 25% primär psychogener Entstehung, und 55% haben eine psychosomatische Schmerzursache. Patienten mit einem anhaltenden, (das heißt mindestens sechs Monate, oft aber sich über Jahre erstreckenden), psychosomatischen Schmerzleiden klagen zunächst nicht über seelische oder zwischenmenschliche Probleme oder Konflikte (obwohl solche immer bestehen) sondern sie klagen über ihre anhaltenden und quälenden körperlichen Schmerzen. Diese können prinzipiell überall lokalisiert sein. In 40% bis 70% wird über Rückenschmerzen geklagt; an zweiter Stelle stehen

Kopfschmerzen und an verschiedenen Orten auftretende Schmerzen (je 22%), gefolgt von Gesichtsschmerzen und Schulter-Arm-Schmerzen.

Chronische (psychosomatische) Schmerzen sind prinzipiell anders zu verstehen und zu behandeln als akute (organische) Schmerzen. Sind akute Schmerzen als Warnsignal zu verstehen, die sofortige Hilfe, Schonung und Entlastung verlangen, so führen chronische Schmerzen selber schon unmittelbar zu einer Entlastung von den -meist unklaren- seelischen Konflikten, die der unbewußte Anlaß oder Grund für die chronischen Schmerzen sind. Häufig begleiten depressive Verstimmungen die chronischen Schmerzzustände.

Der 34-jährige Beamte, der bis zum 31.Lebensjahr noch bei seiner Mutter gelebt hatte und dann ohne Übergang zu seiner neuen Freundin in die Wohnung gezogen ist, klagte in der psychosomatischen Sprechstunde über seit 2-3 Jahren bestehende Rücken- und Gelenkschmerzen. Wegen angeblicher Bandscheibenvorfälle und fraglicher Gelenkentzündungen und einer unklaren rheumatischen Erkrankung war er bereits mehrmals in stationären Behandlungen gewesen und hatte eine Vielzahl von medikamentösen wie auch physiotherapeutischen und chiropraktischen Behandlungen hinter sich. Alle therapeutischen Maßnahmen brachten indes nur kurzfristige Linderung der Beschwerden. Immer wieder traten die Schmerzen auf, wanderten und kamen wieder an die alte Stelle zurück. An seinem Arbeitsplatz fühlte er sich unterfordert und nicht richtig erkannt in seinen Fähigkeiten und Leistungen. Mit seinen Kolleginnen und Kollegen kam er nicht zurecht; er fühlte sich nicht integriert und entzog sich gemeinsamen Freizeitaktivitäten. In der Beziehung zu seiner Partnerin, die ein Jahr älter und beruflich erfolgreich war, erlebte er nicht die Befriedigung und Geborgenheit, die er sich ersehnt hatte. Seine Freundin war bei ihren Kollegen beliebt, von ihrem Vorgesetzten geschätzt und engagierte sich in ihrem Beruf auch durch den Besuch von Weiterbildungsveranstaltungen, was zu häufigeren Abwesenheiten vom Freund führte. Der junge Mann kam sich allein und im Stich gelassen vor und spürte, daß seine Partnerin ihn „überholt" hatte. Auf die Versuche seiner Freundin, ihn ebenfalls zum Besuch von Weiterbildungsseminaren zu motivieren, reagierte er mit zunehmenden Schmerzen, die ihn zwangen, sich zu schonen und zu Hause zu bleiben. Seine Versuche, auf diese Weise auch seine Partnerin mehr an sich und das Zuhause zu binden, glückten nicht. Sein mangelndes Selbstvertrauen und das fehlende Vertrauen in seine Partnerin, seine Verlustangst und unterdrückte Aggression kamen nun langsam unter dem Mantel der chronischen Schmerzen zum Vorschein.

Bei der Behandlung chronischer psychosomatischer Schmerzpatienten geht es nicht noch einmal um körperliche Entlastung, sondern um die Einsicht und Akzeptanz des seelischen Schmerzes, für den der körperliche Schmerz nur ein vordergründiger Stellvertreter ist. Diese Einsicht und Akzeptanz beim Patienten im Laufe einer vertrauensvollen therapeutischen Beziehung zu entwickeln, ist meist das erste Behandlungsziel. Erst dann kann die Entwicklung seelischer Lösungs- oder Bewältigungsstrategien der zugrunde liegenden psychischen Konflikte in Angriff genommen werden.

„Unter Schmerzen sind wir nicht bereit, alle Erfahrungen als gleichwertig anzusehen; vielmehr gelangen wir in den Besitz einer Wahrheit, die vieles andere als unwesentlich erscheinen läßt ... Schmerz ist ein Seinsereignis, das zum Menschen gehört, und je länger wir über ihn nachdenken, desto entschiedener rät uns die Vernunft, ihn nicht allein als Unheil zu betrachten. Wenn wir ihn mit gelassener Aufmerksamkeit bestimmen, zeigt es sich, daß er auch einen Offenbarungscharakter hat: Er eröffnet uns nicht nur unsere Ohnmacht und Verletzlichkeiten, sondern läßt uns auch eine tröstliche Möglichkeit der Existenz erkennen - die Möglichkeit einer Bruderschaft zum Schmerz."
Siegfried Lenz

Identitätskrisen

Verlorenes Ich

Verlorenes Ich, zersprengt von Stratosphären,
Opfer des Ion -: Gamma-Strahlen-Lamm -
Teilchen und Feld -: Unendlichkeitschimären
auf deinem grauen Stein von Notre-Dame.

Die Tage gehn dir ohne Nacht und Morgen,
die Jahre halten ohne Schnee und Frucht
bedrohend das Unendliche verborgen -
die Welt als Flucht.

Wo endest du, wo lagerst du, wo breiten
sich deine Sphären an - Verlust, Gewinn -:
ein Spiel von Bestien: Ewigkeiten,
an ihren Gittern fliehst du hin.

Der Bestienblick: die Sterne als Kaldaunen,
der Dschungeltod als Seins- und Schöpfungsgrund,
Mensch, Völkerschlachten, Katalaunen
hinab den Bestienschlund.

Die Welt zerdacht. Und Raum und Zeiten
und was die Menschheit wob und wog,
Funktion nur von Unendlichkeiten -
die Mythe log.

Woher, wohin - nicht Nacht, nicht Morgen,
kein Evoë, kein Requiem,
du möchtest dir ein Stichwort borgen -
allein bei wem?

Ach, als sich alle einer Mitte neigten
und auch die Denker nur den Gott gedacht,
sie sich den Hirten und dem Lamm verzweigten,
wenn aus dem Kelch das Blut sie rein gemacht,

und alle rannen aus der einen Wunde,
brachen das Brot, das jeglicher genoß -
o ferne zwingende erfüllte Stunde,
die einst auch das verlorne Ich umschloß.

Gottfried Benn

Die letzte, für die Psychosomatik wesentliche Signatur unserer Zeit, ist die Fragmentierung. Fragmentierung heißt Zersplitterung, Zergliederung, Formauflösung und Gestaltverlust, Verlust von Ganzheit - und damit auch Sinnverlust.

Durch die Rationalisierung und Verwissenschaftlichung unseres Denkens und Lebens findet eine immer weitergehende Zergliederung und Auflösung, ein Verlust von Ganzheit und Gestalt statt, was dazu führt, daß wir in unserem normalen Leben nurmehr Bruchstücke, Teile und Fragmente wahrnehmen und

erkennen und infolge der Komplexität, der Unübersichtlichkeit und radikalen Vielfältigkeit immer weniger in der Lage sind, diese Bruchstücke und Fragmente noch zu einem Ganzen, zu einer sinnvollen Gestalt
in unserem Geist zusammenzufügen. Wir verlieren
den Zusammenhang mit dem Ganzen und damit auch
die Erfahrung von Sinn.

*„... So findet sich der heutige Mensch in einer la-
byrinthischen Unmündigkeit wieder. Er erlebt
schmerzlich, daß wachsender Fortschritt immer
auch wachsende Ratlosigkeit bedeutet. Die erdrükkende Wissensflut befähigt ihn nicht, sich für das
Gute zu entscheiden. Vielmehr bewirken die komplexen, chaotischen Systeme, aus denen Wissen
und sogenannter Fortschritt entspringen, daß er
das Gute nicht mehr erkennen kann. So wie die
Welt ein unüberschaubarer fragmentierter Ort geworden ist, so ist auch er fragmentiert. Das Ich -
ein dunkles Kaleidoskop ständig wechselnder
Wünsche, Ängste, Sehnsüchte und Selbstsüchte.
Nichts, was ihn verläßlich zusammenhält, das ihm
eine Mitte zeigt, die der Urgrund ist. Die Systeme,
in deren Griff er sich vorfindet, eröffnen ihm pausenlos wechselnde und widersprüchliche Perspektiven. Das Urvertrauen als Grundlage des Seins ist
abhanden gekommen."* Linus Geisler.

Verlust von Selbstwertgefühl, Selbsterleben und Identitätserleben sind die schleichenden, aber dramatischen Folgen.

> *„Die Vielfalt höchst widersprüchlicher Informationen und Meinungen, die Überflutung mit Informationen und fehlender Kontext steigern die Orientierungsprobleme. Sowohl das Individuum als auch die gesellschaftliche Situation sind deshalb wesentlich mit dem Begriff der Orientierungskrise treffend beschrieben. Sinnkrisen und Orientierungskrisen stehen in einem tiefen inneren Zusammenhang.“* Herbert Csef

Wir verlieren Sicherheit und Vertrauen in die Wahrnehmung unserer Lebenswelt, in die Lebensumstände, in uns selbst und infolge dessen auch in unsere Mitmenschen. Schließlich erleben wir uns selbst, unsere eigene Identität, nur noch aus Einzelteilen, aus Fragmenten zusammengewürfelt und zusammengeflickt. „Patchwork-Identität“ heißt der dafür passende Begriff.

> *„Jetzt gilt es, in das schrecklich fragmentierte Dasein, in dem sich die heutige Welt ständig bewegt, Kunst hineinzubilden. Wenn sich die Formen des Lebens in solchem Tempo ändern, wie das in unserer Gegenwart der Fall ist, dann werden sich auch*

die künstlerischen Antworten auf diese Gegenwart
in besonders befremdlicher Stärke absetzen müs-
sen. ... *Ein Ende der Kunst, ein Ende des nie ra-*
stenden Gestaltungswillens menschlicher Träume
und Sehnsüchte, wird es so lange nicht geben, wie
überhaupt Menschen ihr eigenes Leben gestalten.
Jedes vermeintliche Ende der Kunst wird Anfang
neuer Kunst sein." H.-G. Gadamer

Das individuelle Spiegelbild der lebensweltlichen
Fragmentierung ist die Fragmentierung unseres Ich,
die Zergliederung der Identität. Was einmal mit Kohärenz, Konsistenz und Kontinuität qualitativ beschrieben wurde, die menschliche Identität, verwandelt sich
in der Strömung des 21. Jahrhunderts zu einer
„proteischen" Erscheinung (nach dem griechischen
Gott Proteus, der jede beliebige Gestalt annehmen
konnte) zu einer „Patchwork-Identität", einer
„gemischten Persönlichkeit", oder eines „sozialen
Chamäleons", das sich fortwährend Teile von Identitäten jeglicher verfügbarer Quelle ausleiht, und sie nach
Nutzen oder Wunsch für die jeweilige Situation kon-
struiert." (K. J. Gergen)

Die Verhältnisse unserer Welt lehren uns, flexibel,
wandlungs- und entwicklungsfähig zu sein bzw. zu
werden. Dies wird heute oft als Gegensatz zu Bestän-
digkeit, Konsistenz, Kohärenz und Kontinuität gese-

hen. Aber könnte es nicht gerade bei unserer Identität, bei der Erscheinungsform der Wirksamkeit unserer geistigen Ich-Wesenheit darauf ankommen, in Wandel und Entwicklung, in Offenheit und Flexibilität, in Anpassungsfähigkeit und Beweglichkeit auch den Grund offenbaren zu können, auf den sich Vertrauen bauen kann, den Grund, auf den Verlaß ist, den Grund, der durch die verschiedenen Erscheinungsformen durchschimmert, durchleuchtet und den einen Stil der Person, der Individualität offenbart, so daß ein Selbsterkennen von innen und ein Wiedererkennen von außen möglich sind. Schließlich sind die genannten Qualitäten von Ich-Erleben und Identität sicher nicht allein aus mir und meinen begrenzten Weltbegegnungen möglich. Es bedarf der im Ich liegenden Fähigkeit zur Transzendenz. Ohne diese Fähigkeit zur Transzendenz käme das Ich in den Strudel zentripedaler Kräfte und Tendenzen unserer Zeit, die oft genug im Sinne einer einseitigen, selbstsüchtigen Selbstverwirklichung verführen, ohne Berücksichtigung der Verhältnisse von Mitmensch und Welt. Dieser zentripedale Strudel führt in den Abgrund der Sinnfragen und Zweifel bis hin zu Verzweiflung und Sinnlosigkeit. Aber auch die einseitige zentrifugale Tendenz der selbstvergessenen Weltflüchtigkeit führt letztendlich zu Auflösung und Selbstverlust. Erst in der Transzendenz, in dem über-sich-selbst-Hinausgehen, ohne sich dabei zu verlieren, in der Begegnungsfähigkeit von Ich zu Ich, bestimmt sich das Ich als selbstgestaltungsfähig und weltoffen. An der Schnittstelle von Selbstbegegnung und Weltbegegnung, Selbsterkenntnis und Welterkenntnis, Selbstgestaltung und Weltgestaltung findet Identitätsbildung statt. In diesem wechselseitigen Prozeß geistiger Ich-Tätigkeit ereignet sich auch Sinnfindung. Die Sinnfindung, die sowohl für das Identitätserleben wie für die Lebensgestaltung unverzichtbar ist.

Geraten diese Schnittstellen zwischen Selbst und Welt in Begegnung oder Gestaltung an einer oder mehreren Stellen aus den Fugen, so sind Identitätskrisen, Störungen des Identitätsgefühls, Ich-Fragmentierungen und multiphrene Persönlichkeitssyndrome die Folgen.

Eine 56-jährige, beruflich sehr erfolgreiche Frau erlebt eine als somatisierte Depression erscheinende Identitätskrise durch eine dreifache Erschütterung und Infragestellung ihres Selbstverständnisses und Selbsterlebens, ihrer Identität: Eine unerwartete, schwere Erschütterung und Verunsicherung der Grundlage ihres privaten Lebens durch die Trennung von ihrem Ehemann; eine Verunsicherung und Zweifel an den Überzeugungen ihres religiösen Glaubens und ihrer Weltanschauung; und schließlich eine krisenhafte Zuspitzung ihres Selbserlebens durch die Infragestellung ihrer Berufsgruppenzugehörigkeit infolge eines Auseinanderdriftens ihrer eigenen Anschauungen und derer ihres Berufsverbandes, in dem sie bisher aktiv mitgestaltend tätig gewesen war. Auf drei wesentlichen Ebenen privater, weltanschaulicher und beruflicher Identifikationsmöglichkeiten erlebte sie, ausgelöst durch eine biografische Krise, eine schwere Erschütterung ihres Selbsterlebens eine existentielle Identitätskrise.

In den sogenannten „dissoziativen Identitätsstörungen" ist die Einheit des Identitätserlebens zerbrochen und fragmentiert. Verschiedene, nicht miteinander zusammenhängende Erinnerungs- und Handlungsfragmente existieren neben beziehungsweise nacheinander und lassen den Menschen in seiner Zeitgestalt unzusammenhängend fragmentiert erscheinen. Erinnerungen, Äußerungen und Verhaltensweisen in zeitlicher Aufeinanderfolge einer Person erscheinen unzusammenhängend und so unangemessen zu früheren oder späteren Erlebnissen oder Verhaltensweisen, daß der Betreffende sich selbst nicht versteht und keine Verantwortung für sich übernehmen kann. Die Mitmenschen können in den verschiedenen Äußerungs- und Erscheinungsformen dieser Person den individuellen Stil, den Kern seiner Persönlichkeit, sein Ich, nicht wiedererkennen.

Der von einer Identitätskrise betroffene Mensch kennt sich selbst nicht mehr richtig: Er zweifelt an sich, weiß nicht mehr wer er ist, verliert sein Vertrauen in dasjenige, was ihm bisher Halt und Sicherheit gegeben hatte: Zum Beispiel seine Arbeit, seine Fähigkeiten, seine Leistungen, seine Aufgaben, seine Interessen, seine Freuden, seine Familie, Partner, seine Erfahrungen und Erinnerungen, seine Zugehörigkeit zu einer Gruppe, Religion, Weltanschauung. Die scheinbar unvermittelt auftauchende Frage: „Wer bin ich?" wird unbeantwortet erlebt. Die eigene Mitte, das Zentrum aller Bezüge und Bezogenheiten, ist versunken, verschollen, unauffindbar. Die Zweifel am - überforderten - Selbst, am eigenen Ich, führen zu Ängsten, Depressionen, Selbstwertverlust, Eßstörungen, bis hin zu suizidalen Gedanken.

Eine psychotherapeutische Behandlung ist unerläßlich, unterstützt durch Kunsttherapien.

Aber du -?

Flüchtiger, du mußt die Augen schließen,
denn was eindringt, ist kein Großes Los,
abends im Lokal ist kein Genießen,
selbst an diesem Ort zerfällst du bloß.

Plötzlich sitzt ein Toter an der Theke,
Rechtsanwalt, mit rotem Nierenschwund,
schon zwei Jahre tot, mit schöner Witwe,
und nun trinkt er lebhaft und gesund.

Auch die Blume hat schon oft gestanden,
die jetzt auf dem Flügel in der Bar,
schon vor fünfzig Jahren, stets vorhanden
Gott weiß wann, wo immer Sommer war.

Alles setzt sich fort, dreht von der alten
einer neuen Position sich zu,
alles bleibt in seinem Grundverhalten -
aber du -?

Gottfried Benn

Durch das Brennglas psychiatrisch-psychosomatischer Beobachtung und Erfahrung habe ich versucht, aus den Zeittendenzen der Entgrenzung, der Beschleunigung, der Pluralität (und Beliebigkeit) und der Fragmentierung Signaturen moderner Krankheitsbilder abzulesen. Aber nicht die Charakteristiken und Eigentümlichkeiten unserer modernen -oder auch postmodernen- Zeit und Zivilisation machen uns krank. Krankheiten, sowohl körperliche wie psychische und auch psychosomatische, hat es zu allen Zeiten immer gegeben. Aber die Krankheiten, ihre Erscheinungsbilder, ihre Symptome und Beschwerden, also das, woran und worunter die Menschen leiden, das ändert sich mit den sich verändernden Zeiten. In den Krankheitsbildern einer Epoche können wir Spiegelbilder der Gesellschaft, der Zeit und der Kultur erkennen. Es hätten an dieser Stelle auch andere Zeitcharakteristika herangezogen und befragt werden können und andere Krankheitsbilder, die ebenfalls für unsere Zeit typisch sind, beschrieben werden können. Ich denke zum Beispiel an die Krebserkrankung, Anorexie und Bulimie, Rheuma, Ängste, Persönlichkeitsstörungen und Depressionen.

In den Krankheiten liegt eine Signatur der Zeit und damit eine Signatur unseres eigenen Denkens und Handelns. Im Erkennen der Signatur unserer Zeit an den Symptomen unserer Leiden liegt die Chance, Einseitigkeiten und Gefahren zu erkennen und die Kräfte und Ressourcen zu ihrer Überwindung wecken zu können.

„In einer Welt, in der wir gelernt haben ..."

Können wir denn aus den Katastrophen, Krisen und Krankheiten des 20. Jahrhunderts noch etwas lernen? Können wir einen Sinn in der Entwicklung, in der Signatur unserer Kultur als auch unserer Leiden erkennen? Oder hat uns die „Nemesis", die rettende Göttin der vergeltenden Gerechtigkeit verlassen - und unsere Zivilisation steuert haltlos, fragmentiert, ohne Orientierung in oberflächlicher Beliebigkeit, in rasender Entgrenzung dem Untergang entgegen? Gibt es noch ein Entkommen aus dem Sog unserer Zivilisation?

Einerseits sind wir beherrscht von einer unaufhaltsamen Schnelllebigkeit bei gleichzeitiger Lebensverlängerung (ein innerer Widerspruch, dessen Konsequenzen für den Menschen noch nicht absehbar sind, aber zu einem kleinen Teil in einem Aperçu, ich glaube von Susan Sonntag, anklingen: „ ... Der Mensch träumt von der Unsterblichkeit - und weiß an einem verregneten Sonntagnachmittag nichts mit sich anzufangen...". Andererseits sind wir geprägt durch eine Zunahme von immer mehr chronischen, sich über Jahre oder gar lebensbegleitend hinziehenden Krankheiten, sowohl organischen, psychosomatischen wie psychischen Leiden des „modernen" Menschen. Was bedeutet es, wenn in einer Zeit zunehmender Schnelllebigkeit, Informationsflut und Globalisierung die Krankheiten immer chronischer werden, wenn es immer mehr chronische Müdigkeit, Erschöpfung, Depressionen, Burnout-Zustände gibt, wenn Schmerz-zustände ohne organische Ursache chronifizieren und Orientierungs-, Sinn- und Identitätskrisen sich drama-tisch häufen?

Ich bin mir sicher, daß diese Krankheiten historisch - nicht individuell kausal - als Spiegelungen kulturel-ler Tendenzen in Einzelschicksalen verstanden wer-den können. Anders ausgedrückt: In den Seelen der Menschen spiegeln sich zeitgeschichtliche Entwick-lungen. Durch das Leiden daran werden wir zu - mehr oder weniger - unmittelbar Betroffenen. Dadurch werden wir vielleicht eher geneigt, zu erkennen und zu handeln.

Freilich will jeder Patient zunächst einmal von sei-nem Leiden befreit werden, und der Psychotherapeut hat den Auftrag, seine Patienten zu therapieren. Das ist nicht nur verständlich, sondern auch richtig. Aber darüber hinaus sind wir auch alle Zeitgenossen und als solche aufgefordert, nicht nur zu partizipieren, son-dern uns wachsam, kritisch und konstruktiv einzumi-schen in unsere Kultur.

Ich habe das Burnout-Syndrom, die innere Erschöp-fung, das Ausgebranntsein als Spiegelbild gedeutet jenes Zivilisationsprozesses unserer spät- oder post-modernen Zeit, der Entgrenzung, Entbettung oder Dislozierung. Anthony Giddens schlägt als

„Gegenstück" dazu die „Rückbettung" vor: Mit den modernen technischen Möglichkeiten, alte Werte wiederherzustellen und auf diese Weise eine Steigerung zu erreichen. Dies scheint mir mehr eine quantitative als eine qualitative Entwicklung zu sein. Entgrenzung bedeutet nichtbeachten, verwischen, übertreten von Grenzen, die nicht ein quantitatives Maß meinen, nicht eine Zahl für Entfernungskilometer oder Energieverbrauch oder ähnliches, sondern die eine qualitative Grenze meinen; zum Beispiel die Grenze des seelisch Miterlebbaren, des „Verkraftbaren", des individuell Leistbaren, des Vertretbaren und Verantwortbaren, des jeweils Angemessenen, das dem immanenten Maß entspricht. Diese Entgrenzung kann zu sehr verschiedenen Folgen führen. Eine psychosomatische Folge kann das Burnout-Syndrom sein.

Um der Entgrenzung in unserer Kultur ein Gegengewicht zu geben, ohne alte oder neue Grenzen zu ziehen, ist eine Fähigkeit gefragt, die uns für Qualitäten sensibel macht. Damit wir unsere inneren Grenzen kennen und wachsam damit umgehen lernen, indem wir sie, je nach unseren Möglichkeiten, Motiven und den Gegebenheiten, einhalten, modifizieren oder aufmerksam überwinden.

Diese Fähigkeit sehe ich in der Bereitschaft zu Offenheit, zu einem innerlichen Offensein, dem Alten wie dem Neuen gegenüber, dem Bekannten wie dem Fremden, dem Anderen, den Mitmenschen, den Möglichkeiten, Erwartungen, Zwängen und Ängsten gegenüber, den Absichten und Zielen, den Gewohnheiten und Motiven gegenüber. In Offenheit und Offensein liegen die Chancen, wachsam und bewußt Grenzen und Grenzüberschreitungen zu erkennen, dabei zur Besinnung zu kommen, was man gerade tut - und schließlich das Neue jenseits der Grenze annehmen und integrieren zu können. Oder sich aus Einsicht freiwillig begrenzen zu können, das heißt seine Grenzen zu akzeptieren - ohne darauf verzichten zu müssen, sie (später) noch modifizieren und erweitern zu können. Offenheit, Offensein beinhaltet die Chance und Fähigkeit der individuellen Sinnfindung im Entdecken - sowohl innerhalb von Grenzen wie über Grenzen hinaus. Dabei ist es nicht die Offenheit für Entgrenzung, auf die es ankommt, sondern das Offensein für die Grenzerfahrungen.

„Ich suche nicht.
Ich finde.
Suchen, das ist das Ausgehen von alten Beständen
in ein Finden-Wollen von bereits Bekanntem
im Neuen.
Finden, das ist das völlig Neue auch in der Bewegung.
Alle Wege sind offen, und was gefunden wird,
ist unbekannt.
Es ist ein Wagnis, ein heiliges Abenteuer.
Die Ungewißheit solcher Wagnisse können eigentlich

nur jene auf sich nehmen, die im Ungeborgenen
sich geborgen wissen, die in die Ungewißheit,
in die Führerlosigkeit geführt werden,
die sich im Dunkeln einem unsichtbaren
Stern überlassen,
die sich von den Zielen ziehen lassen
und nicht menschlich
beschränkt und eingeengt das Ziel bestimmen.
Dieses Offensein für jede neue Erkenntnis,
für jedes neue Erlebnis außen und innen:
Das ist das Wesenhafte des modernen Menschen,
der in aller Angst des Loslassens doch die Gnade
des Gehaltenseins im Offenbarwerden neuer
Möglichkeiten erfährt."

Pablo Picasso

Die alltäglichen Zivilisationstendenzen von Beschleunigung, Schnellebigkeit und Gegenwartsschrumpfung
führen zu einem Verlust an Geistesgegenwart und
Gelassenheit, an Besinnung und Besinnlichkeit. Hektik und Nervosität, Zeitmangel, Streß und Druck, führen zu Ermüdung, Erschöpfung, Ermattung, zu verschiedenen psychosomatisch-psychovegetativen Beschwerden, Depressionen und, hinter all dem, zu Mo-
tivationsverlust und Sinnkrisen. Wozu das alles, wie
weit, wie lange noch, wohin soll das noch führen ...?

Was hilft uns, über Hektik, Streß, Motivationsver-
lust und Sinnkrise hinweg und aus der

„Seinsschrumpfung" und besinnungsloser Erschöpfungsselbstbezogenheit hinaus, wieder Anschluß zu finden an das, was Sinn, Bewußtsein, Wert und Motive gibt? *Die Fähigkeit zur Transzendenz.*

Beim Transzendieren (von lat. transcendere = überschreiten, übersteigen) handelt es sich auch darum, eine Grenze zu überschreiten. Dieses Überschreiten wird in vollem Bewußtsein darüber vollzogen, daß es sich dabei um eine qualitative Grenze handelt. Die Grenze der Erfahrung zum Beispiel: Was wir heute durch zunehmende Geschwindigkeit, bei Verkehrsmitteln oder in der Informationsweitergabe und -verarbeitung zu erreichen versuchen, ist eine Steigerung der Erfahrung. Allerdings nur in dem quantitativen Sinn von: mehr in weniger Zeit - immer mehr, immer schneller in immer weniger Zeit. Bei der EDV, beim Internet und beim „e-mailen" kann man in gewisser Weise von einem Transzendieren von Raum, Zeit und Materie sprechen, insofern eine - auch sehr umfangreiche - Information praktisch gleichzeitig und ohne Materie von einem Ort an jeden beliebigen anderen Ort des Globus gesendet werden kann. Das ist gewissermaßen die technologische „Außenseite" des Transzendierens. Wesentlicher scheint mir die seelisch-geistige Fähigkeit („Innenseite") des Transzendierens zu sein - die mit der Außenseite korrelieren sollte! - Das meint die Fähigkeit, nicht durch äußere Geschwindigkeit, sondern durch geistige Schulung die

Erfahrung und das normale Alltags-Sinnenbewußtsein zu transzendieren. Es ereignet sich dadurch eine über-gegenständliche Erfahrung, eine Erfahrung, die über die Gegenstände, Objekte hinausgeht und auch nicht-sinnliche Qualitäten (z. B. Ahnungen, Gefühle, Träume, Intentionen) zuläßt. Es entwickelt sich ein über-sinnliches, leibfreies Bewußtsein. Diese transzendente Erfahrung - wir nennen sie oft auch Ahnung - und dieses übersinnliche Bewußtsein, die Erfahrung und das Wissen, daß die materielle Welt nicht alles ist; daß alles uns begegnende Seiende immer auf ein Sein hinweist, in dem es seinen Ursprung hat; dieses Wissen um die Transzendenz unseres Daseins ist der Welt, dem Menschen, unserer Erfahrung und unserem Bewußtsein immanent. Transzendenz, das Überschrei-ten von uns selbst und unserer Bezogenheit auf die gegebene Welt, wird zur Rück-Besinnung auf uns und die Welt, durch die Erfahrung des „Jenseitigen", der „anderen Qualität" in uns und der Welt, des Über-sinnlichen, des Geistes. Dieser Geist ist in uns und in der Welt. Er ist in allem - immanent. So liegt in der Transzendenz, im Überschreiten und Rückbesinnen unserer Erfahrungswelt die Identität der Welt: die Einheit von Geist und Materie - von Leben und Tod.

„Geist ist niemals ohne Materie -
Materie niemals ohne Geist."
Rudolf Steiner

Diese Qualität von Transzendenz, die dem Menschen eigen ist, ermöglicht es ihm, auch in Hektik und Getriebenheit, auch in Unruhe und Streß, in betäubender Geschwindigkeit seine Geistesgegenwart nicht zu verlieren. Aus Geistesgegenwart kann der Mensch auch in Trubel Gelassenheit erzeugen, Überblick erwerben und die Motive für sein Handeln im Auge behalten, ohne sich zu verlieren. Es ist offensichtlich, daß Transzendenz Offenheit zur Voraussetzung hat. Andererseits führt die Transzendenz zu der Fähigkeit des Vertrauens, die ich schon angesprochen habe.

> *„Und solang du dies nicht hast,*
> *Dieses: Stirb und werde!*
> *Bist du nur ein trüber Gast,*
> *Auf der dunklen Erde."*
> J. W. v. Goethe

Das Urvertrauen, das dem Menschen gegeben ist, das ihm durch extreme seelische Erfahrungen schwer verletzt und beschädigt werden kann, gründet in der Transzendenz des Menschen. Im bewußten Umgang mit dem Transzendieren, das heißt im Übersteigen von normalen Erfahrungen der Alltagswelt und der Rückbesinnung auf sie, im Erfahren der geistigen Wirksamkeit in allem Gegebenen gewinnen wir Vertrauen in das Gegebene, in das, was uns widerfährt. Es ist die Erfahrung von Sinn, die uns Orientierung gibt.

Es ist die Erfahrung des Angemessenen und die Unterscheidung vom Unangemessenem, die uns ermöglicht, unsere Verantwortung zu kennen und zu übernehmen. Es ist der innere „Zustand des Vertrauens", aus dem Vertraut-Sein mit sich und der Welt (auch wenn es nur ein „Zipfel" von ihr ist), der aus der Transzendenz heraus erwächst und dem Menschen Orientierung gibt in seinem Dasein, und damit den Schmerz, das Leiden an Mitmensch und Welt lindert.

Die schwerste Krise, zu deren Erleben der Mensch fähig ist, ist wahrscheinlich die Identitätskrise: Das Zweifeln, das nicht-mehr-Wissen und -Fühlen seiner Identität, das Vermissen der Antwort auf die Frage: Wer bin ich?

Beeinträchtigt wird das Erleben unserer Identität durch die fragmentierte, vielfältig gebrochene, uneinheitliche und in ihrem Erlebbarwerden uns amorph anmutende heutige Welt.

„Die von der Wissenschaft vollzogene Zergliederung der Wirklichkeit hinterläßt den Menschen, seiner Einheit beraubt, als Fragment in einer fragmentierten Welt. Die Situation des Patienten in einer allein der Naturwissenschaft verpflichteten Medizin spiegelt die Situation des modernen Menschen schlechthin." Werner Schwarz

Wie können wir in einer solchen Welt - und Bewußtseinssituation - wieder zu einem Erleben von Identität kommen?

„In einer Welt, in der wir gelernt haben, immer
schärfer zu fokussieren und deshalb immer mehr
Einzelheiten wahrzunehmen, haben wir immer
größere Schwierigkeiten, den Gesamtzusammen-
hang zu verstehen. Wir laufen deshalb heute große
Gefahr, den Überblick und deshalb unsere Orien-
tierung zu verlieren. Es ist dringend notwendig,
daß wir wieder Unschärfe praktizieren, um besser
Gestalten zu erkennen und Zusammenhänge zu se-
hen. Wir brauchen heute dringend Kunst und Poe-
sie, um das Gemeinsame unseres Seins aufleuchten
zu lassen, um der wechselnden Bedingtheit der
verschieden erscheinenden Teile unserer Wirklich-
keit und ihrer wechselseitigen Relevanz gewahr zu
werden, und schließlich und nicht zuletzt, um den
tieferen Sinn in unserem eigenen Leben zu entdek-
ken.“ Hans Peter Dürr

Sinnfindung ist eine Voraussetzung für das Erleben
von Identität. Identität erleben, heißt Identität bilden.
Identitätsbildung ist einem künstlerisch-kreativen
Gestaltungsprozeß vergleichbar, dessen Ziel und endgültige Gestalt unbekannt sind, obwohl der Bildepro-
zeß ganz auf eine Gestaltung hin orientiert ist. Dabei
ist er offen, Eigenheiten und Einflüsse, Wünsche und
Absichten, Hoffnungen und Notwendigkeiten, das
Passende wie das scheinbar Unpassende zu integrieren; nichts Wesentliches unberücksichtigt zu lassen

und das scheinbar Zufällige nicht zu verbergen. Auf diese Weise kann ein „offenes Kunstwerk" entstehen, das sich den Gegebenheiten anpaßt, ohne sich aufzugeben, das sich treu bleibt, ohne starr zu sein, das sich selbst verwirklicht mit Rücksicht auf die Umstände. In diesem Sinne ist Identität ein Gesamtkunstwerk: Der Mensch selber, der sich entwickelt, indem er sich bildet, der von sich weiß, indem er sich entwickelt, der sich erkennt, indem er gesehen wird.

Die „Bausteine" zur Identitätsbildung finden wir in den schon beschriebenen Qualitäten der Offenheit, der Transzendenz, des Vertrauens, und schließlich in derjenigen Qualität, die jedes Kunstwerk auszeichnet und jeden Künstler erkennbar macht, in allen seinen (noch so verschiedenen) Werken: in seinem Stil.

Es ist der authentische Lebensstil - nicht im engen oberflächlichen, sondern im umfassendsten und tiefen Sinn - die Art, sein Leben zu gestalten, sich und sein Leben zu bilden und zu verwirklichen, worin sich Identität zeigt. Ich glaube nicht, daß Jean-Paul Sartre in dieser Beziehung recht hat mit seinem Satz: „Je suis mon passé." („Ich bin meine Vergangenheit.") Vielmehr glaube ich in bezug auf die Identitätsbildung des Menschen an die Chance des Satzes: ICH BIN MEINE ZUKUNFT.

Literaturverzeichnis

Aischylos		Der gefesselte Prometheus, zitiert nach: Mythos Prometheus. Hg. von W. Storch und B. Hamerau. Reclam Leipzig 1995
Bachmann	Ingeborg	Sämliche Gedichte. Serie Piper München 1998
Barkhaus	Annette u. a. (Hg.)	Identität, Leiblichkeit, Normalität. Suhrkamp Frankfurt 1996
Benecke	Mark	Der Tod bleibt immer Sieger in: Die Gegenwart der Zukunft. Wagenbach Berlin S. 67 ff.
Benn	Gottfried	Ausgewählte Gedichte. Diogenes Zürich 1973
Camus	Albert	Ziel eines Lebens. Suhrkamp Frankfurt 1977
Csef	Herbert (Hg.)	Sinnverlust und Sinnfindung in Gesundheit und Krankheit. Königshausen und Neumann Würzburg 1998
Domin	Hilde	Der Baum blüht trotzdem. Fischer Frankfurt 1999
Dürr	Hans-Peter	Die Zukunft ist ein unbetretener Pfad. Herder Spektrum Freiburg 1995
Ernst	Heiko	Psychotrends. Das Ich im 21. Jahrhundert. Serie Piper München 1998
Frisch	Max	Homo faber. Rowohlt Reinbek 1969
Gadamer	Hans-Georg	Prometheus und die Tragödie der Kultur in: Gesammelte Werke Band 9. Mohr und Siebeck Tübingen 1993
Gadamer	Hans-Georg	Vereinsamung als Symptom von Selbstentfremdung in: Lob der Theorie. Suhrkamp Frankfurt 1991
Gadamer	Hans-Georg	Ende der Kunst? In: Das Erbe Europas. Suhrkamp Frankfurt 1995
Geisler	Linus	Ein neuer Mensch in: Universitas Nr. 655 Heft 1 Januar 2001 S. 43 ff.

Gergen	Kenneth J.	Das übersättigte Selbst. Identitätsprobleme im heutigen Leben. Heidelberg 1996 S. 37
Giddens	Anthony	Konsequenzen der Moderne. Suhrkamp Frankfurt 1996
Hardenberg	Henriette	Dichtungen. Arche Zürich 1988
Hardenberg	Henriette	Südliches Herz. Arche Zürich 1994
Kaschnitz	Marie-Luise	Gedichte. Suhrkamp Frankfurt 1990
Keupp	H. u. a. (Hg.)	Identitätsarbeit heute. Suhrkamp Frankfurt 1997
Klipstein von und Strümpel		1984, zitiert nach Csef. S. d. S. 17
Koslowski	P. u. a. (Hg.)	Moderne oder Postmoderne. Acta humaniora. VCH Weinheim 1986
Lasch	Christopher	Zitiert nach Giddens. S. d. S. 154
Lenz	Siegfried	Über den Schmerz. Hoffmann und Campe Hamburg 1998
Meyer	Joachim E.	Todesangst und das Todesbewußtsein der Gegenwart. Springer Berlin-Heidelberg-New York 1982
Schoeller Böhme Abendroth	W. F., H., E. (Hg.)	Erinnerte Zukunft. Rowohlt Reinbek 2000
Siemens	Werner von	Lebenserinnerungen, zitiert nach Wolf Lepenies, Gerettet von der Nemesis in: Wo wir stehen. 30 Beiträge zur Kultur der Moderne. Hg. von Martin Meyer. Pieper München 1988
Treichler	Markus	Neue Zeiten Neue Leiden. Mayer Stuttgart 1998
Treichler	Markus	Krankheiten und Krisen im Lebenslauf. Amthor Heidenheim 1999
Willems	Herbert u.a. (Hg.)	Identität und Moderne. Suhrkamp Frankfurt 1999

AmThor

Markus Treichler

Krankheiten und Krisen
im Lebenslauf

Risiken und Chancen
der Identitätsbildung heute

ISBN 3-934104-00-2

Wem nützen Krankheiten; wem helfen Krisen; wer braucht heute noch eine Identität, in Zeiten schneller Veränderungen und oberflächlichen Designs eines postmodern unverbindlichen „Life-style"?
Was passiert dem Menschen im Lauf seines Lebens?
Nach welchen Kriterien treffen wir die großen Entscheidungen im Leben, privat und beruflich; Wie bewältigen wir Krisen, was lernen wir aus Krankheiten?
Und schließlich: Wie bilden wir unsere Identität?
Diesen Fragen geht der Autor in der vorliegenden überarbeiteten und erweiterten Fassung eines „Heidenheimer Vortrages" auf verständliche und einfühlsame Weise nach.

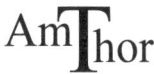

Felicitas Vogt

Von der
Verwundbarkeit
der Seele

ISBN 3-934104-05-3

*

Marcus Schneider

Rätsel und Werk
Giuseppe Verdis

Eine Schicksalsstudie

ISBN 3-934104-01-0

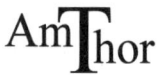

AmThor

Christa-Johanna
Bub-Jachens

Warum haben wir
immer weniger Zeit?

Das Geheimnis der Rhythmen

ISBN 3-934104-02-9

*

Jens Heisterkamp

Auslaufmodell Mensch?

Biomedizinische Manipulation
und spirituelle Entwicklung

ISBN 3-934104-02-9

JOHANNES AMTHOR DIPL.-ING(FH)
FREIANLAGENPLANUNG, LANDSCHAFTSPLANUNG

Fuchssteige 17, 89518 Heidenheim
Tel: 07321/44215, Fax:07321/949197, e-mail: Amthor-Landschaftsarchitekt@t-online.de

- Planung von Freianlagen und Hausgärten unter ökologischen und künstlerischen Gesichtspunkten.

- Teichanlagen, Bachläufe, umweltfreundliche Regenwassernutzung.

- Planung und Bau von **agua** Pflanzenkläranlagen auch zu Pauschalangeboten.

- Vermittlung von umweltfreundlich erzeugtem Strom für Haushalt und Gewerbe.